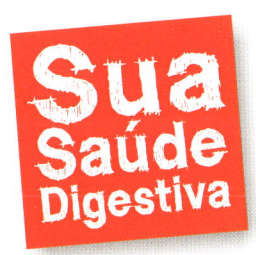

Eu TENHO a doença do REFLUXO gastroesofágico.
E AGORA?

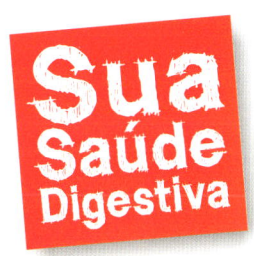

Eu TENHO a doença do REFLUXO gastroesofágico. E AGORA?

DICAS E ORIENTAÇÕES IMPORTANTES PARA O PACIENTE

Gláucio Nóbrega

Graduado em Medicina pela Universidade Federal de Pernambuco (UFPE)
Mestre em Medicina Interna (Gastroenterologia) pela UFPE
Especialista em Gastroenterologia pela Federação Brasileira de Gastroenterologia (FBG)
Especialista em Endoscopia Digestiva pela Sociedade Brasileira de Endoscopia Digestiva (SOBED)
Fellow da American Gastroenterological Association (AGA), EUA

Thieme
Rio de Janeiro • Stuttgart • New York • Delhi

Dados Internacionais de Catalogação na Publicação (CIP)

N754e

Nóbrega, Gláucio

    Eu tenho a doença do refluxo gastroesofágico. E agora? – Dicas e orientações importantes para o paciente/ Gláucio Nóbrega – 1. Ed. – Rio de Janeiro – RJ: Thieme Revinter Publicações, 2018.

    124 p.: il; 14 x 21 cm; (Saúde Digestiva)

    Inclui Bibliografia Recomendada e Índice Remissivo

    ISBN 978-85-5465-011-7

    1. Doença do Refluxo Gastroesofágico. 2. Risco. 3. Sintomas. 4. Tratamento. 5. Complicações. I. Título.

                                CDD: 616.3
                                CDU: 616.33-008.8

Contato com o autor:
glaucio_nobrega@uol.com.br

© 2018 Thieme Revinter Publicações Ltda.
Rua do Matoso, 170, Tijuca
20270-135, Rio de Janeiro – RJ, Brasil
http://www.ThiemeRevinter.com.br

Thieme Medical Publishers
http://www.thieme.com
Capa: Marco Antônio Marques Estrela e Thieme Revinter Publicações

Impresso no Brasil por Zit Gráfica e Editora Ltda.
5 4 3 2 1
ISBN 978-85-5465-011-7

Nota: O conhecimento médico está em constante evolução. À medida que a pesquisa e a experiência clínica ampliam o nosso saber, pode ser necessário alterar os métodos de tratamento e medicação. Os autores e editores deste material consultaram fontes tidas como confiáveis, a fim de fornecer informações completas e de acordo com os padrões aceitos no momento da publicação. No entanto, em vista da possibilidade de erro humano por parte dos autores, dos editores ou da casa editorial que traz à luz este trabalho, ou ainda de alterações no conhecimento médico, nem os autores, nem os editores, nem a casa editorial, nem qualquer outra parte que se tenha envolvido na elaboração deste material garantem que as informações aqui contidas sejam totalmente precisas ou completas; tampouco se responsabilizam por quaisquer erros ou omissões ou pelos resultados obtidos em consequência do uso de tais informações. É aconselhável que os leitores confirmem em outras fontes as informações aqui contidas. Sugere-se, por exemplo, que verifiquem a bula de cada medicamento que pretendam administrar, a fim de certificar-se de que as informações contidas nesta publicação são precisas e de que não houve mudanças na dose recomendada ou nas contraindicações. Esta recomendação é especialmente importante no caso de medicamentos novos ou pouco utilizados. Alguns dos nomes de produtos, patentes e *design* a que nos referimos neste livro são, na verdade, marcas registradas ou nomes protegidos pela legislação referente à propriedade intelectual, ainda que nem sempre o texto faça menção específica a esse fato. Portanto, a ocorrência de um nome sem a designação de sua propriedade não deve ser interpretada como uma indicação, por parte da editora, de que ele se encontra em domínio público.

Todos os direitos reservados. Nenhuma parte desta publicação poderá ser reproduzida ou transmitida por nenhum meio, impresso, eletrônico ou mecânico, incluindo fotocópia, gravação ou qualquer outro tipo de sistema de armazenamento e transmissão de informação, sem prévia autorização por escrito.

DEDICATÓRIA

*Aos meus pais,
a minha esposa e filhos,
aos meus mestres,
aos meus pacientes.*

AGRADECIMENTOS

Em primeiro lugar, agradeço a Deus. Sinto Sua presença ao meu lado para onde quer que eu vá. No meu consultório, não poderia ser diferente; Ele também está ali, sempre, junto a mim e ao meu paciente, ouvindo, presenciando e guiando todas as nossas consultas.

Aos meus pais, que sempre acreditaram em mim e proporcionaram-me os meios para minha realização profissional.

À minha esposa e aos meus filhos, pela compreensão, força e cumplicidade, pelo companheirismo e amor infinito que habita entre nós e no nosso lar.

Aos meus pacientes, com os quais divido este livro. Com eles aprendo cada vez mais. Cada história clínica ou cada caso é um motivo para seguir em frente.

Aos meus colegas médicos, com quem discuto e compartilho os conhecimentos científicos.

Aos meus mestres, na graduação, na residência médica e na pós-graduação, pelos ensinamentos preciosos repassados e adquiridos.

Por fim, a todos que colaboraram para a concretização deste projeto.

PREFÁCIO

É com grande satisfação que participo desta etapa cultural e científica da trajetória profissional do Dr. Gláucio Nóbrega. Falar sobre ele é um retorno gratificante no tempo. Conheci-o na Faculdade de Medicina da Universidade Federal de Pernambuco (UFPE), muito jovem, cursando a disciplina de gastroenterologia, acompanhando-o depois no seu excelente desempenho nos cursos de pós-graduação. Atualmente é membro titular das maiores instituições em gastroenterologia e endoscopia digestiva do Brasil (Federação Brasileira de Gastroenterologia e Sociedade Brasileira de Endoscopia Digestiva). Foi presidente da Sociedade de Gastroenterologia e Nutrição da Paraíba, no biênio 2013/14, tendo realizado relevantes trabalhos.

Desde o início, destacou-se como um aluno brilhante, amigo, atencioso e responsável. Estava sempre interessado em tudo que se referia à gastroenterologia, participando ativamente das atividades ambulatoriais em busca de novos conhecimentos. Uma de suas qualidades é ser objetivo nas suas diretrizes e nos seus projetos, com um perfil pessoal de dignidade que lhe é peculiar. Portanto, não me surpreendeu que tenha organizado este livro, no qual mostra toda sua preocupação em trazer aos médicos e aos pacientes elementos construtivos de um tema tão relevante como é a doença do refluxo gastroesofágico (DRGE). Em seus textos, dá importantes orientações para o diálogo com o paciente, retirando suas dúvidas e orientando-o em sua condução durante todo o processo clínico que o aflige e que traz tantos incômodos para a qualidade de vida.

Dr. Gláucio Nóbrega foi residir e trabalhar em João Pessoa após a conclusão do curso em medicina na Universidade Federal de Pernambuco (UFPE) e depois de concluir sua especialização em São Paulo. Eu permaneci em Recife, onde ainda leciono como professor da UFPE. Apesar da distância, nossa amizade prosperou, pois sempre estivemos presentes nos congressos nacionais e internacionais. Durante minha gestão como presidente da Federação Brasileira de Gastroenterologia, no biênio 2013/14, para meu contentamento, ele também foi presidente da Sociedade de Gastroenterologia da Paraíba, dando sua contribuição enriquecedora para a evolução da gastroenterologia brasileira.

O tema escolhido (doença do refluxo gastroesofágico) é um dos mais preocupantes no mundo inteiro, uma vez que esse distúrbio acomete pessoas de qualquer idade, raça ou sexo. Exige um processo que envolve, no seu tratamento, não só medicamentos, mas um conjunto de fatores higienodietéticos e comportamentais. Por esse motivo requer estreito relacionamento médico-paciente. Na condução desse processo, o médico deve despertar no paciente um comportamento correto, mostrando que ele é parte integrante e de grande relevância para a resolução dessa doença.

No capítulo introdutório, Dr. Gláucio afirma, com propriedade, que a DRGE é, inequivocamente, uma doença dos tempos modernos. Nos países do ocidente, inclusive no Brasil, o número de casos com essa patologia vem aumentando progressivamente nos últimos anos e isso tem relevantes implicações, não só de ordem econômica e de saúde pública, mas, sobretudo, do ponto de vista médico. O Dr. Gláucio foi extremamente feliz em abordar um tema como esse, de um modo agradável, simples e objetivo. Fundamenta suas análises com uma rica bibliografia, contendo elementos que proporcionam uma visão atual e completa do assunto.

Foi feliz, também, na sequência lógica que deu aos capítulos, distribuídos de um modo que nos impele a chegar ao próximo com muito interesse. Partindo de uma definição objetiva e clara, aborda os fatores de risco que a doença encerra, despertando no leitor uma visão da representatividade do processo. Os sinais e sintomas são apresentados com clareza, indicando o diagnóstico com todas as suas etapas, sendo o tratamento clínico e cirúrgico bem delineado. A obra possui evidência científica abalizada e recomendações dietéticas, indicando também as complicações que podem ocorrer. Outros importantes aspectos são discutidos, como a associação entre DRGE e câncer de esôfago, a doença do refluxo durante a gravidez, a doença do refluxo nos bebês e nas criança e os possíveis efeitos colaterais dos medicamentos utilizados no tratamento. Enfim, o tema é analisado de forma simples, elegante e convidativa, contribuindo para o enriquecimento de todos aqueles que estão envolvidos no processo médico-paciente.

Ao Dr. Gláucio Nóbrega os meus cumprimentos pela brilhante ideia de agrupar elementos tão ricos sobre um tema tão complexo.

Cumprimento também seus colaboradores pelo apoio dado ao autor. A cada dia expresso o meu compromisso com uma vida de trabalho dedicado à ciência. Entendo o trabalho coletivo e a união de ideias como a maior força do universo, de uma grandeza imensa para a evolução cultural e científica de um povo.

Agradeço ao Dr. Gláucio Nóbrega pela amizade e confiança ao me dar o prazer de prefaciar essa obra cultural tão importante e enriquecedora.

José Roberto de Almeida
Professor de Gastroenterologia na Faculdade de Medicina da
Universidade Federal de Pernambuco (UFPE) e na
Faculdade de Ciências Médicas da Universidade de Pernambuco (UPE)
Presidente da Federação Brasileira de Gastroenterologia (FBG) no Biênio 2013/14
Presidente Eleito da Organização Panamericana de Gastroenterologia (OPGE)
para o Biênio 2017/18
Membro Titular da Federação Brasileira de Gastroenterologia (FBG)
Membro Titular da Sociedade Brasileira de Endoscopia Digestiva (SOBED)

COLABORADORES

ANTÔNIO SOARES AGUIAR FILHO
Mestre em Medicina Interna pela Universidade Federal de Pernambuco (UFPE)
Especialista em Pneumologia pela Sociedade Brasileira de Pneumologia e Tisiologia (SBPT)
Especialista em Alergia e Imunologia pela Associação Brasileira de Alergia e Imunologia (ASBAI)

MARGARIDA MARIA DE CASTRO ANTUNES
Graduada em Medicina pela Universidade Federal de Pernambuco (UFPE)
Doutorado em Saúde da Criança e do Adolescente pela Universidade Federal de Pernambuco (UFPE)
Professora Adjunta do Departamento de Saúde Materno-Infantil e da Pós-Graduação em Saúde da Criança e do Adolescente da Universidade Federal de Pernambuco (UFPE)
Preceptora da Residência Médica em Gastropediatria pelo Hospital das Clínicas da Universidade Federal de Pernambuco (UFPE)
Gastropediatra Clínica

ROBERTO MAGLIANO DE MORAIS
Especialista em Ginecologia e Obstetrícia pela Federação Brasileira de Ginecologia e Obstetrícia (FEBRASGO)
Mestre em Obstetrícia pela Escola Paulista de Medicina da Universidade Federal de São Paulo (Unifesp)
Presidente da Sociedade Paraibana de Ginecologia e Obstetrícia (SOGOPA) (Gestão 2012-2016)
Professor de Obstetrícia na Faculdade de Medicina Nova Esperança (FAMENE), PB

VERA MARIA GOMES MIRANDA
Nutricionista Clínica pela Universidade Federal Fluminense (UFF), RJ
Especialista em Nutrição Clínica e Terapêutica pela UNIGUAÇU, RJ

ZAILTON BEZERRA DE LIMA JUNIOR
Doutor em Cirurgia pela Universidade de São Paulo (USP)
Residência em Cirurgia do Aparelho Digestivo no Hospital das Clínicas da Faculdade de Medicina de Ribeirão Preto da Universidade de São Paulo (HC FMRP-USP)
Especialização em Endoscopia Digestiva Diagnóstica e Terapêutica no HC FMRP-USP
Membro Titular do Colégio Brasileiro de Cirurgia Digestiva (CBCD)
Professor Adjunto II do Departamento de Cirurgia da Universidade Federal da Paraíba (UFPB)

SUMÁRIO

PRANCHAS EM CORES xv

1 CONSIDERAÇÕES INICIAIS 1
Gláucio Nóbrega de Souza

2 O QUE É A DOENÇA DO REFLUXO GASTROESOFÁGICO? 5
Gláucio Nóbrega de Souza

3 FATORES DE RISCO PARA A DOENÇA DO REFLUXO GASTROESOFÁGICO .. 7
Gláucio Nóbrega de Souza

4 SINAIS E SINTOMAS DA DOENÇA DO REFLUXO GASTROESOFÁGICO 11
Gláucio Nóbrega de Souza

5 INVESTIGAÇÃO DIAGNÓSTICA DA DOENÇA DO REFLUXO GASTROESOFÁGICO 15
Gláucio Nóbrega de Souza

6 TRATAMENTO CLÍNICO DA DOENÇA DO REFLUXO GASTROESOFÁGICO .. 23
Gláucio Nóbrega de Souza

7 RECOMENDAÇÕES DIETÉTICAS 31
Vera Maria Gomes Miranda ▪ Gláucio Nóbrega de Souza

8 CIRURGIA ANTIRREFLUXO – QUANDO DEVE SER INDICADA? 37
Zailton Bezerra de Lima Junior

9 COMPLICAÇÕES DA DOENÇA DO REFLUXO GASTROESOFÁGICO 43
Gláucio Nóbrega de Souza

10 DOENÇA DO REFLUXO GASTROESOFÁGICO E CÂNCER 47
Gláucio Nóbrega de Souza

11 DOENÇA DO REFLUXO GASTROESOFÁGICO NA CRIANÇA............ 51
Margarida Maria de Castro Antunes

12 DOENÇA DO REFLUXO GASTROESOFÁGICO E SONO................ 59
Antônio Soares Aguiar Filho ▪ Gláucio Nóbrega de Souza

13 DOENÇA DO REFLUXO GASTROESOFÁGICO E GRAVIDEZ 65
Roberto Magliano de Morais ▪ Gláucio Nóbrega de Souza

**14 VERDADES E MITOS SOBRE OS EFEITOS COLATERAIS DO
OMEPRAZOL E SEUS CORRELATOS** 77
Gláucio Nóbrega de Souza

**15 VOCÊ TEM A DOENÇA DO REFLUXO GASTROESOFÁGICO?
FAÇA O TESTE!**... 85
Gláucio Nóbrega de Souza

BIBLIOGRAFIA RECOMENDADA 87

ÍNDICE REMISSIVO 101

PRANCHAS EM CORES

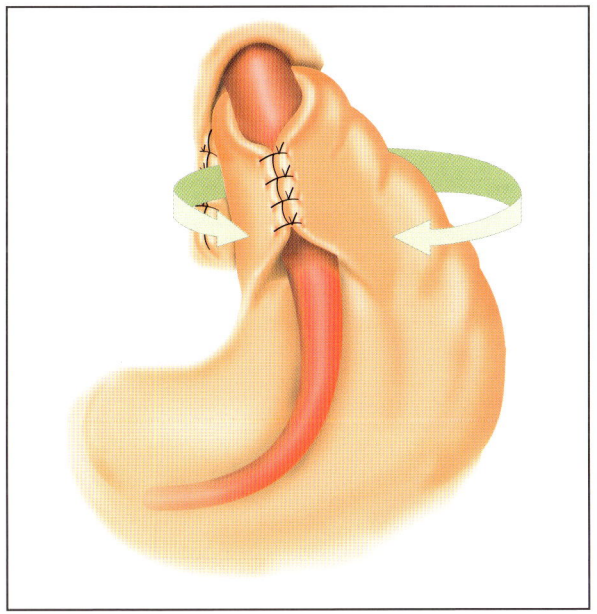

Figura 8-1

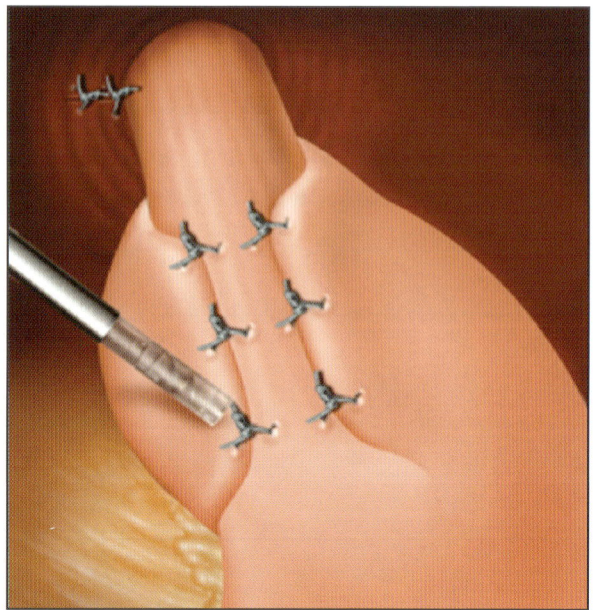

Figura 8-2

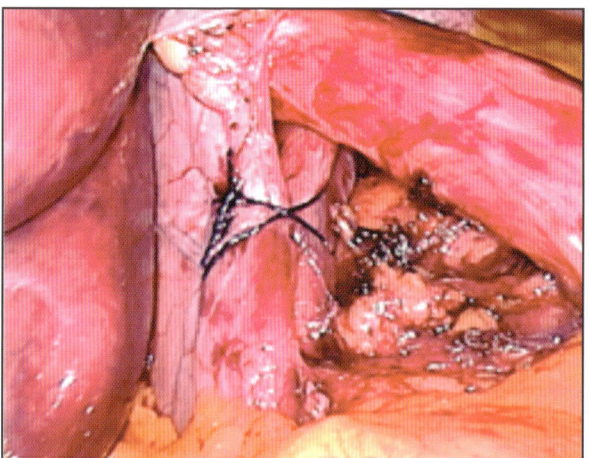

Figura 8-3

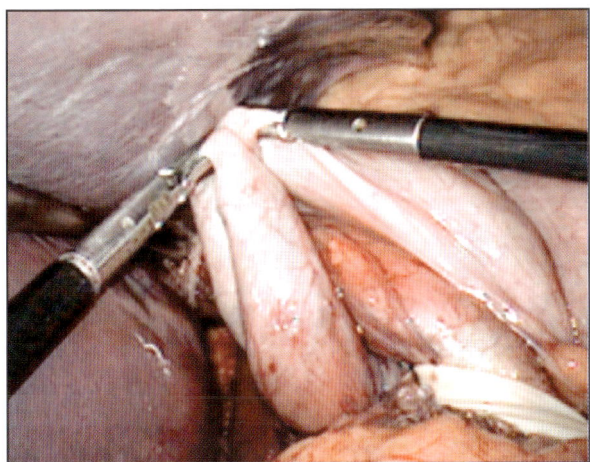

Figura 8-4

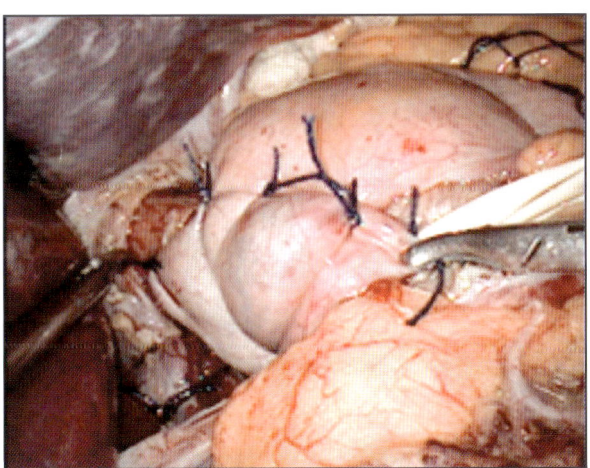

Figura 8-5

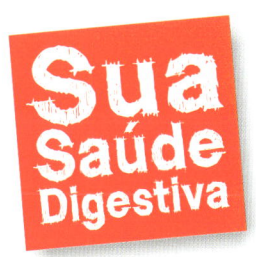

Eu TENHO a doença do REFLUXO gastroesofágico.
E AGORA?

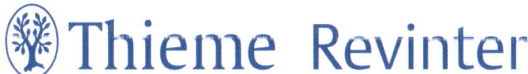

CONSIDERAÇÕES INICIAIS
Gláucio Nóbrega de Souza

CAPÍTULO 1

A doença do refluxo gastroesofágico (DRGE) é a patologia mais frequente do aparelho digestório. É a doença mais comum do dia a dia nos consultórios do gastroenterologista, tanto no Brasil como na maioria dos países ocidentais. Caracteriza-se como uma das doenças crônicas mais conhecidas da medicina, considerando-se sua elevada frequência na população. Além disso, trata-se de uma patologia que apresenta amplo espectro de manifestações clínicas, e que pode gerar algumas graves complicações, como, por exemplo, o câncer do esôfago. É, inegavelmente, um problema de saúde de extrema relevância. Ademais, pelo fato de apresentar um caráter frequentemente recidivante, requer, em sua grande maioria, um tratamento clínico contínuo, prolongado e dispendioso, podendo até, em determinados casos, ser necessário o tratamento cirúrgico.

Estima-se que, aproximadamente, 12% da população brasileira apresente os sintomas da DRGE, conforme pesquisa realizada pelo Instituto Datafolha, em 22 metrópoles do país. Esses dados correspondem a cerca de 20 milhões de brasileiros, aproximadamente. Essa foi a maior pesquisa de base populacional já realizada no Brasil sobre a DRGE. Convém, no entanto, observar que, nessa pesquisa, foram consideradas apenas duas das queixas que envolvem a doença, exatamente as mais comuns, ou seja, as manifestações digestivas de azia ou pirose (termo científico) e a regurgitação. Certamente, se fossem incluídas todas as queixas possíveis dentro do amplo espectro clínico da doença, as cifras da frequência atingiriam a marca dos 20%.

Esse percentual, observado no território brasileiro, aproxima-se das ocorrências verificadas nos Estados Unidos da América do Norte e em vários países ocidentais, segundo dados recentes da literatura. Por outro lado, nos países da Ásia e da África, os índices de ocorrência são bem menores, situando-se em torno de 6%. Isso acontece, dentre outros fatores, por conta dos diferentes hábitos alimentares e da incidência da obesidade, que é consideravelmente menor na população daquelas regiões, quando comparada com os povos do ocidente.

A DRGE é, inequivocamente, uma doença dos tempos modernos. Nos países do ocidente, inclusive no Brasil, o número de casos dessa patologia vem aumentando, progressivamente, nos últimos anos. E isso tem relevantes implicações, não só de ordem econômica e de saúde pública, mas, sobretudo, do ponto de vista médico.

Essa patologia reveste-se de uma importância fundamental, tendo em vista o amplo quadro possível de manifestações clínicas, conforme já mencionado. Além disso, pode causar consideráveis danos à qualidade de vida do paciente, tanto no âmbito das atividades sociais, como também no dia a dia profissional daquele que é portador da doença.

Quando se compara a DRGE a outras doenças crônicas, como por exemplo a artrite, o infarto do miocárdio, a hipertensão arterial ou a insuficiência cardíaca, problemas de saúde igualmente relevantes dentro da medicina, estima-se que aquela patologia tenha um impacto igual ou superior a esses agravos relatados, na qualidade de vida dos pacientes. Convém salientar ainda que a DRGE é responsável por elevado índice de faltas ao trabalho.

Dignos de nota, também, são os custos consideráveis dos exames médicos necessários à investigação clínica e ao diagnóstico da DRGE. O mesmo acontece em relação ao tratamento medicamentoso que, em sua grande maioria, é de uso contínuo e prolongado.

Nos capítulos que se seguem, far-se-á uma abordagem eminentemente de ordem prática, voltada, sobretudo, àqueles incontáveis pacientes que recebem, diariamente, o diagnóstico da DRGE, e que precisam tomar medicação por um período indeterminado. São orientações práticas formuladas com base estritamente científica. Foram também levados em consideração os relatos frequentes dos pacientes nos consultórios de gastroenterologia.

Em razão do caráter multidisciplinar da doença, alguns colegas de outras especialidades foram convidados para contribuírem na elaboração dessa obra, relatando suas experiências clínicas na abordagem da DRGE. Não há, entretanto, a pretensão de que esse livro venha a substituir a consulta e o acompanhamento do paciente pelo médico gastroenterologista. A bem da verdade, nada substitui o ato médico.

Procurar-se-á fazer uma explanação ampla sobre a DRGE, abordando-se o conceito, os dados de epidemiologia e a importância do problema, a partir do diagnóstico clínico. Serão analisadas suas principais manifestações digestivas e extradigestivas, contemplando também as possíveis complicações. Discorrer-se-á ainda sobre as ferramentas utilizadas na busca do diagnóstico complementar, por meio da realização dos exames especializados, sobretudo a endoscopia digestiva alta e a pHmetria esofagiana. Por fim, serão assinaladas as recomendações medicamentosas, dietéticas e posturais, mais utilizadas no tratamento da doença, bem como aquele momento em que o paciente poderá receber a indicação da cirurgia antirrefluxo como proposta terapêutica.

No capítulo sobre o tratamento medicamentoso será abordado um assunto igualmente importante, e que vem sendo discutido com frequência nas clínicas de gastroenterologia nos dias de hoje. Trata-se de uma preocupação comum e crescente entre os pacientes: os possíveis efeitos colaterais dos medicamentos frequentemente empregados no tratamento contínuo e prolongado da DRGE (omeprazol e seus correlatos).

Em capítulos próprios serão abordados outros dois assuntos relevantes: o câncer do esôfago, uma das possíveis complicações associadas à doença, e a qualidade do sono dos pacientes portadores da DRGE.

Um dos capítulos será integralmente dedicado à DRGE na faixa pediátrica, motivo de tanta angústia e preocupação para os pais e avós. E, por fim, apresenta-se um teste em forma de questionário para a possível identificação do paciente portador da DRGE. Consta, por último, uma bibliografia especializada recomendada àqueles, pacientes ou colegas médicos, que queiram se aprofundar no tema.

O QUE É A DOENÇA DO REFLUXO GASTROESOFÁGICO?

Gláucio Nóbrega de Souza

Em qualquer indivíduo saudável, há, normalmente, o retorno do suco gástrico para o interior do esôfago. Esse processo, quando ocorre até certo nível, denomina-se refluxo gastroesofágico fisiológico. É um refluxo normal e que ocorre em quantidades aceitáveis, não provocando sintomas ou danos ao esôfago. Isso significa que, no dia a dia das pessoas, é possível haver o retorno do conteúdo gástrico para o interior do esôfago, sem que isso caracterize doença e até sem que se perceba.

Esse evento ocorre em razão das aberturas rápidas e transitórias de um anel muscular que se localiza na transição do esôfago para o estômago, denominado esfíncter esofagiano inferior. Por causa dessas aberturas intermitentes, o conteúdo do estômago retorna para o esôfago, caracterizando o que, de forma didática, pode-se chamar de "fluxo de ré", o refluxo. Na sequência desse processo, o esôfago devolve esse refluxato para o estômago. É o que se denomina *clearance* esofagiano ou clareamento do esôfago. Trata-se de um mecanismo natural e que ocorre várias vezes no decorrer do dia, de forma assintomática.

No caso da doença do refluxo gastroesofágico esse limite é ultrapassado, observando-se um retorno anormal e excessivo do conteúdo presente no interior do estômago (o suco gástrico) de volta para o esôfago, em quantidades superiores àquelas consideradas como fisiológicas ou normais. Adicionalmente, observa-se que o esôfago não consegue devolver todo o conteúdo gástrico que retornou do estômago de volta ao seu interior.

Consequentemente, ao término desse processo, observa-se que retorna mais conteúdo do estômago para o esôfago do que aquele que o esôfago consegue devolver para a câmara gástrica, estabelecendo-se, então, o que se denomina de refluxo gastroesofágico patológico ou doença do refluxo gastroesofágico (DRGE). Tal distúrbio resulta, portanto, da permanência contínua e demorada de parte do conteúdo gástrico no interior do esôfago ou nos órgãos adjacentes.

Do ponto de vista clínico, o refluxo gastroesofágico patológico pode levar a diversos sintomas, bem como provocar danos e complicações orgânicas, tanto no esôfago (manifestações digestivas) quanto nos órgãos adjacentes a esse, como boca, dentes, ouvidos, seios da face, faringe, laringe, pregas vocais e pulmões (manifestações extradigestivas).

No âmbito acadêmico, por sua vez, e apenas a título de ilustração, a Federação Brasileira de Gastroenterologia (FBG) define a DRGE como "uma afecção crônica, decorrente do fluxo retrógrado de parte do conteúdo gastroduodenal para o esôfago, ou órgãos adjacentes a esse, acarretando variável espectro de sintomas e/ou sinais esofagianos e/ou extraesofagianos, associados ou não a lesões teciduais".

Nesse conceito técnico-científico, deve-se atentar para o caráter de "doença crônica", presente na definição da FBG. Essa característica consta na maioria das definições da doença do refluxo gastroesofágico formuladas pelas principais sociedades representativas da gastroenterologia na comunidade científica mundial. Isso tem reflexos importantes, quando do planejamento terapêutico para o paciente portador dessa patologia, conforme será visto mais adiante.

Clinicamente, sabe-se que o conteúdo que reflui do estômago para o esôfago em condições anormais pode afetar diversos órgãos. Em razão disso e conforme já mencionado, o espectro de sintomas possível é composto tanto por manifestações digestivas, como a azia e a regurgitação (as mais comuns), quanto extradigestivas, verificadas em outras especialidades, como pneumologia, cardiologia, otorrinolaringologia e odontologia. Essas manifestações podem-se apresentar tanto de forma isolada como associada, conforme será visto em outro capítulo.

Todas essas áreas, e não somente a gastroenterologia, poderão receber os pacientes portadores da doença do refluxo gastroesofágico, com suas múltiplas manifestações clínicas, outrora também denominadas de manifestações atípicas do refluxo gastroesofágico patológico.

A DRGE caracteriza-se, portanto, como uma doença multidisciplinar, uma vez que exige o envolvimento de vários profissionais de diversas especialidades. Qualquer uma delas poderá reconhecer e encaminhar o paciente portador da DRGE para o gastroenterologista, para o adequado tratamento e acompanhamento clínico.

FATORES DE RISCO PARA A DOENÇA DO REFLUXO GASTROESOFÁGICO

CAPÍTULO 3

Gláucio Nóbrega de Souza

Conforme já referido, a doença do refluxo gastroesofágico é um dos problemas médicos mais recorrentes nos tempos atuais, sobretudo no mundo ocidental. Sua incidência vem registrando aumento progressivo na população em geral nas últimas décadas. No entanto, apesar desse fato relevante, não foram identificadas, ainda, com precisão, as razões pelas quais alguns indivíduos desenvolvem o problema em algum período da sua vida, e outros não. Há, entretanto, vários motivos já identificados e reconhecidos pelos pesquisadores que poderão, efetivamente, contribuir para o desenvolvimento do refluxo gastroesofágico patológico.

Esses fatores envolvem situações relacionadas com a própria anatomia do paciente, com alguns hábitos e comportamentos do dia a dia, costumes dietéticos, uso de certos medicamentos e também com algumas influências hormonais. Cada um, de forma isolada ou em conjunto, exerce relevante papel no desencadeamento e na manutenção da doença, levando o paciente a entrar no expressivo grupo de pessoas portadoras da DRGE.

Do ponto de vista anatômico, uma das causas mais importantes para o surgimento do refluxo gastroesofágico patológico é a presença da hérnia hiatal por deslizamento. Trata-se de uma patologia comum que ocorre, sobretudo, com o avançar da idade. É resultante do deslocamento, para o interior do tórax, de parte do estômago, através do hiato diafragmático.

Para facilitar a compreensão anatômica do que significa uma hérnia hiatal por deslizamento, imagine um músculo, denominado diafragma, que divide o tronco corporal ao meio. Essa estrutura muscular localiza-se aproximadamente na região da borda inferior das costelas, estando relacionada, sobretudo, com a respiração. Quando o diafragma se contrai, o ar entra e preenche os pulmões (inspiração); quando relaxa, o ar sai, esvaziando os pulmões (expiração). Essa é sua função primordial: garantir o processo da respiração.

O diafragma divide anatomicamente o tronco em dois compartimentos: aquele que fica acima do músculo, correspondente ao tórax, e aquele que se encontra abaixo, identificado como abdômen. O esôfago, por sua vez, localiza-se no tórax, situando-se acima do diafragma; já o estômago fica abaixo, no interior do abdômen. No meio do diafragma há um orifício por onde passa o esôfago (o tubo muscular que leva o alimento da boca ao estômago, por meio das contrações peristálticas, e que se une na sua extremidade inferior ao estômago). Essa abertura denomina-se hiato diafragmático.

Em condições normais, o estômago permanece dentro do abdômen. Quando o orifício (anel muscular) diafragmático fica mais alargado, mais aberto, parte do estômago pode deslizar por esse anel para o interior do tórax, "herniando" para cima, portanto, pelo hiato diafragmático. Forma-se, então, uma pequena bolsa gástrica localizada acima do diafragma, no interior do tórax. Essa alteração anatômica é o que se denomina de hérnia hiatal por deslizamento.

A situação acima descrita muito contribui para a ocorrência do refluxo gastroesofágico, acima dos limites considerados normais, ou seja, em níveis patológicos, uma vez que o estômago está fora da sua posição original. Mas isso não significa dizer que a doença do refluxo gastroesofágico ocorre obrigatoriamente em todos aqueles pacientes portadores de hérnia hiatal por deslizamento. No entanto, já está bem demonstrado que esses pacientes têm uma predisposição maior à ocorrência do refluxo patológico. Além disso, observa-se que a doença, nessas circunstâncias, apresenta-se nas suas formas mais severas e graves.

É relevante ressaltar ainda que essa condição anatômica de hérnia hiatal por deslizamento não melhora com medicamentos, ou seja, o estômago não retorna à sua posição normal, que é dentro do abdômen, com o tratamento clínico e com as medicações normalmente utilizadas. Somente uma cirurgia pode fazer essa correção anatômica.

No entanto, deve-se registrar também que a presença de hérnia hiatal por deslizamento não exige, necessariamente, o tratamento cirúrgico. Porém, como será analisado adiante, em situações especiais, a cirurgia pode ser fundamental para o sucesso do tratamento da DRGE. Os resultados, por outro lado, dependerão não só de uma indicação cirúrgica precisa, mas também de que o procedimento seja realizado por profissional com habilidade e experiência nesse tipo de cirurgia. É importante considerar ainda que os pacientes portadores de hérnia hiatal por deslizamento e refluxo patológico, em sua grande maioria, permanecem absolutamente assintomáticos, sem serem submetidos a quaisquer tipos de procedimentos cirúrgicos, desde que, naturalmente, sejam tratados de modo adequado e acompanhados clinicamente.

Outra situação que favorece o refluxo gastroesofágico patológico é a ocorrência, em níveis epidêmicos, da obesidade, problema médico de extrema relevância mundial. Trata-se de uma condição em que se assinala aumento na pressão intra-abdominal, o que, por sua vez, favorece a ocorrência do refluxo gastroesofágico em níveis patológicos. Outra importante alteração também verificada nos pacientes obesos é a distorção da anatomia da junção esofagogástrica, elemento fundamental para o mecanismo de contenção do refluxo gastroesofágico. Essas duas situações, em conjunto, contribuem para o surgimento da DRGE. Além disso, observa-se, frequentemente, nos pacientes obesos, a presença de outra entidade igualmente grave, que é a apneia do sono. A ocorrência dessa importante doença não só ocasiona o surgimento do refluxo gastroesofágico patológico, como também contribui para o seu agravamento.

A gravidez é outra condição clínica que também contribui para o surgimento da doença do refluxo gastroesofágico. Nessa situação há fatores hormonais (estrógeno, progesterona) e anatômicos envolvidos. Em seu conjunto, favorecem o surgimento do refluxo gastroesofágico patológico, por ação, sobretudo, no esfíncter inferior do esôfago, aquele anel muscular que se localiza na transição do esôfago para o estômago. Em condições normais, essa estrutura se abre alguns instantes após a deglutição (quando o bolo alimentar se aproxima), para permitir que esse chegue ao estômago. O esfíncter (anel) funciona como uma barreira natural antirrefluxo. Porém, em tais situações, verificam-se relaxamentos ou aberturas prolongadas dessa estrutura, bem como alterações na sua anatomia, favorecendo o surgimento da doença do refluxo gastroesofágico.

Vários alimentos contribuem também para o surgimento do refluxo gastroesofágico patológico. Atuam no esfíncter inferior do esôfago, diminuindo sua pressão. Dentre eles, destacam-se: comidas gordurosas e frituras, café, chocolate, cebola, álcool, menta, hortelã, alho, alimentos picantes ou cítricos, bem como alimentos à base de tomate, como o molho do espaguete. Tais alimentos deverão ser evitados ou consumidos com muita moderação durante o tratamento clínico.

O tabaco (nicotina) e o álcool estão igualmente relacionados dentre aqueles fatores que contribuem fortemente para o problema. O consumo e o uso desses produtos deverão ser abolidos, quando da abordagem terapêutica inicial dessa importante entidade nosológica, que é a doença do refluxo gastroesofágico. Além de reduzir a pressão do anel esofagiano inferior, a nicotina diminui a salivação normal do paciente, um dos importantes mecanismos de proteção da mucosa esofágica.

O álcool, por sua vez, contribui para o surgimento da doença por vários motivos. Além de aumentar a produção de ácido pelo estômago, reduz a pressão do esfíncter esofagiano inferior, inibindo esse importante mecanismo de contenção do refluxo gastroesofágico. Contribui ainda para aumentar os relaxamentos transitórios do esfíncter, além de reduzir o peristaltismo esofagiano. Há que se considerar, ademais, o efeito direto do álcool sobre a mucosa do esôfago, predispondo esse epitélio esofagiano à ação lesiva do suco gástrico.

Outras condições são responsáveis também pelo aumento da pressão intra-abdominal, como o uso de roupas apertadas ao nível do abdômen, a exemplo das cintas e dos modeladores. Idêntico problema acontece com os indivíduos que realizam séries repetitivas dos exercícios denominados "abdominais", nas academias de ginástica, bem como levantamento excessivo de peso. Essas são algumas situações que favorecem o surgimento da doença do refluxo gastroesofágico, em razão do aumento da pressão no interior do abdômen.

Determinados medicamentos poderão também relaxar o esfíncter esofagiano, favorecendo, assim, o surgimento do refluxo patológico. Citam-se algumas substâncias comumente utilizadas na medicina, sobretudo em determinadas especialidades médicas (cardiologia, pneumologia, psiquiatria e oncologia, por exemplo). Esses medicamentos são aqueles administrados para o tratamento de doenças muito frequentes na população em geral, como hipertensão arterial, asma, epilepsia e transtornos de ansiedade. São exemplos dessas sustâncias: teofilina, barbitúricos, morfina, bloqueadores dos canais de cálcio e diazepam, dentre outros.

Não se podem deixar de assinalar algumas situações clínicas que igualmente favorecem o surgimento do refluxo gastroesofágico patológico. É o caso, por exemplo, do *diabetes mellitus*, condição clínica na qual se observa, dentre várias alterações orgânicas e funcionais presentes no paciente portador dessa doença, uma entidade denominada de gastroparesia diabética. Em tal situação, o estômago exibe um esvaziamento lentificado, decorrente de alterações na sua inervação (neuropatia diabética). Essa ocorrência também contribui para o retorno patológico do conteúdo gástrico para o interior do esôfago.

Na reumatologia, há uma entidade clínica, embora não tão frequente, denominada de esclerodermia. Nela se observam alterações na pressão do esfíncter esofagiano inferior (para menos), atingindo também o peristaltismo esofagiano, seguindo-se à presença da fibrose no músculo esofagiano. Ambos os distúrbios contribuem para o aumento da ocorrência do refluxo gastroesofágico patológico.

Finalmente, porém não menos importante, alguns hábitos frequentemente observados no dia a dia do paciente são responsáveis por aumento considerável nos níveis do refluxo gastroesofágico, favorecendo, assim, a instalação da doença. Dentre esses destacam-se a ingestão de muito líquido durante as refeições, o costume de deitar-se logo após as refeições, ou de alimentar-se tarde da noite. Todas essas situações favorecem o surgimento da DRGE.

São estes os fatores de risco mais comumente relacionados com a doença do refluxo gastroesofágico, que deverão ser sempre considerados durante a consulta médica. Uma vez confirmadas suas ocorrências, deverão ser evitados após o início do tratamento clínico para o paciente portador da DRGE.

SINAIS E SINTOMAS DA DOENÇA DO REFLUXO GASTROESOFÁGICO

Gláucio Nóbrega de Souza

As manifestações clínicas da doença do refluxo gastroesofágico eram, até pouco tempo, atribuídas apenas a duas das principais queixas dentro do amplo quadro clínico que envolve a doença: a azia e a regurgitação. Entretanto, embora essas sejam as mais frequentes e, habitualmente, as mais utilizadas nos inquéritos populacionais acerca da DRGE, não são as únicas pertencentes ao grande leque de apresentação possível do refluxo gastroesofágico patológico, e não refletem, em definitivo, a verdadeira dimensão do problema na população.

Isso acontece justamente porque aqueles pacientes que apresentam outras manifestações clínicas indicativas da doença, que não a azia ou a regurgitação, são tidos como casos negativos. Dessa forma, não entram na estatística dos pacientes portadores da DRGE em sua totalidade. Portanto, os dados obtidos nos inquéritos populacionais normalmente apresentam índices de frequência do problema bem inferiores aos reais, subestimando, assim, o verdadeiro impacto da doença na população.

Em termos práticos, as expressões clínicas da doença do refluxo gastroesofágico podem-se dividir em cinco grandes grupos. O primeiro deles abrange as manifestações mais frequentes, situando-se no âmbito da gastroenterologia (queixas digestivas), enquanto os demais referem-se aos pacientes que apresentam as manifestações denominadas de extradigestivas, observadas nas seguintes especialidades: cardiologia, otorrinolaringologia, pneumologia e odontologia.

É importante ressaltar que o quadro clínico da DRGE pode variar de um indivíduo para o outro, de forma que as queixas descritas podem se apresentar tanto isoladas, como agrupadas entre si, em diferentes combinações, dentro das especialidades médicas mencionadas.

A seguir serão analisadas as principais manifestações já descritas e possíveis da doença do refluxo gastroesofágico.

1 Manifestações digestivas (gastroenterologia):
   A) **Azia:** sensação de queimação no meio do peito, às vezes subindo até a região do pescoço e da garganta. Comumente, os pacientes relatam essa

ocorrência como se fosse uma sensação de fogo subindo do estômago em direção ao pescoço, chegando em algumas ocasiões até a região da boca. De forma figurada, descrevem a situação como se existisse um "dragão" dentro de si.

B) **Regurgitação:** sensação real de retorno do conteúdo gástrico para o esôfago, podendo chegar até a boca. Os pacientes afirmam que estão golfando como os bebês, sobretudo quando fazem refeições volumosas e acompanhadas de muito líquido.

C) **Globus faringeus:** sensação de entalo na garganta. É referida pelos pacientes como se algo estivesse preso na região do pescoço, ao nível da garganta (secreção, palha de pipoca, uma "baba" presa na garganta ou o bichinho do *ram-ram*). Relatam, também, como se alguém estivesse apertando ou aplicando uma "gravata" na região cervical.

D) **Soluços e eructações (arrotos):** frequentes.

2. Manifestações extradigestivas:

A) **Na cardiologia:** dor torácica de origem não cardíaca (DTNC). Muitas vezes essa é a única queixa apresentada pelo paciente portador do refluxo gastroesofágico patológico. Caracteriza-se como uma dor que surge no tórax, "no meio do peito", sem nenhuma outra queixa adicional. Não está relacionada com os esforços físicos, aos movimentos do tórax ou à respiração. Nesses casos, o paciente procura inicialmente o seu cardiologista, com receio de ser algo no coração. Ele jamais vai associar essa dor a uma possível doença do refluxo gastroesofágico. No entanto, é importante registrar que a consulta inicialmente ao cardiologista é uma providência correta. Deve ser sempre adotada e estimulada, uma vez que, surgindo uma dor no peito, o coração destaca-se como o primeiro órgão a ser investigado.

    O cardiologista deve fazer uma longa e exaustiva avaliação clínico-laboratorial do paciente, com a realização de diversos exames complementares de diagnóstico: eletrocardiograma, teste ergométrico, monitorização ambulatorial da pressão arterial (MAPA), *holter* (que é o eletrocardiograma contínuo de 24 horas), e ecocardiograma, que é uma ultrassonografia do coração. Após todos esses exames, juntamente com a avaliação clínica do caso, o cardiologista conclui que o coração não é o órgão responsável por aquela queixa apresentada por seu paciente. Assim, encaminha-o ao médico gastroenterologista para investigação diagnóstica de um possível refluxo gastroesofágico patológico, como sendo a verdadeira causa da dor torácica inicialmente apresentada pelo paciente.

B) **Na pneumologia:** habitualmente, os pacientes portadores da DRGE, com manifestações predominantemente respiratórias, procuram o pneumologista ou são encaminhados a este, a princípio. Apresentam, em seu

quadro clínico inicial, queixas de tosse crônica, história de pneumonias de repetição, asma brônquica, pequenas dilatações dos brônquios menores (que são as denominadas bronquiectasias) e fibrose do pulmão, bem como eliminação de escarros com sangue, podendo ou não, conforme já mencionado em outros capítulos deste livro, apresentar queixas digestivas de azia ou regurgitação. Essas manifestações respiratórias, secundárias ao refluxo gastroesofágico patológico, surgem como resultado de dois mecanismos fisiopatológicos possíveis, a saber:
- contato do ácido refluído com a superfície mucosa do esôfago, desencadeando, via terminações nervosas, algumas das manifestações apresentadas, já que, embriologicamente, os aparelhos digestório e respiratório possuem uma formação comum;
- episódios repetitivos de microaspirações do conteúdo refluído para o interior dos pulmões, ocasionando algumas das manifestações respiratórias da DRGE.

C) **Na odontologia:** em algumas situações o conteúdo ácido do estômago sobe ou reflui até a boca, levando a alterações orgânicas nessa localidade. Diante de tal ocorrência, o dentista é o primeiro profissional a observar as manifestações odontológicas secundárias ao refluxo patológico. Por exemplo, o paciente pode apresentar desgaste do esmalte dentário (com aquela sensação de dentes hipersensíveis), ou queixas de aftas de repetição e mau hálito (convém lembrar, no entanto, que 90% das causas de halitose estão na cavidade oral). A halitose e as aftas são, nessa especialidade, as duas queixas mais comuns da DRGE, embora a doença do refluxo gastroesofágico não seja a única causa desses dois problemas médicos. Ocorrem também, com alguns pacientes, queixas de salivação excessiva, como uma das possíveis manifestações da DRGE.

D) **Na otorrinolaringologia:** com frequência, os consultórios de gastroenterologia recebem pacientes encaminhados pelo otorrinolaringologista para investigação de um possível refluxo gastroesofágico patológico. As manifestações mais comumente apresentadas pelos pacientes na otorrinolaringologia são:
- *Faringite de repetição:* o paciente queixa-se, frequentemente, que sua garganta está inflamada ou que fica irritada com muita facilidade.
- *Laringite:* inflamação da laringe que se apresenta avermelhada e edemaciada (inchada), com rouquidão.
- *Otalgia:* dor no ouvido.
- *Pigarro:* poderá ser causado pelo gotejamento pós-nasal ou posterior, presente em situações de rinossinusopatia, quando se observa uma secreção permanentemente escorrendo na faringe, proveniente dos seios da face. Pode, também, ser secundário ao conteúdo ácido refluído do estômago, que sobe pelo esôfago e atinge as pregas vocais. Ambos os

eventos ocasionam o conhecido pigarro, que é péssimo para a saúde das pregas vocais.
- *Sinusite:* inflamação com ou sem infecção dos seios da face. A sinusopatia poderá ser tanto causada como agravada pela doença do refluxo. Deverá também fazer parte da investigação do paciente portador do refluxo gastroesofágico patológico.
- *Rinite:* inflamação da rinofaringe. Verifica-se pelo mesmo processo que provoca a sinusite.
- *Pólipos de pregas vocais:* os denominados granulomas, que poderão, também, ocasionar rouquidão.
- *Rouquidão:* poderá ocorrer tanto por edema e irregularidade das pregas vocais como pela formação de nódulos que impedem a perfeita junção das pregas vocais quando do processo fonatório. Essa situação pode-se agravar mais ainda quando o paciente portador da DRGE faz uso profissional da voz (professores, cantores, radialistas, pastores e padres, apenas para citar algumas categorias mais frequentes).

Conforme se verá mais adiante, as manifestações extradigestivas da DRGE são as que apresentam maior dificuldade de controle durante o tratamento clínico, uma vez que requerem dosagens em dobro das medicações. Nesses casos, o paciente deve tomar, por exemplo, uma dose habitual do omeprazol, duas vezes ao dia e por tempo mais prolongado. Essa medida não se aplica habitualmente às manifestações digestivas (azia e regurgitação), que requerem e permitem uma abordagem clínica com uma posologia geralmente em dose única.

Por fim, existem os sinais e sintomas de alerta e que são merecedores de cuidados especiais, com investigação diagnóstica mais aprofundada e urgente. Decorrem das complicações da doença do refluxo gastroesofágico. São eles:
- anemia;
- hemorragia digestiva;
- emagrecimento sem uma causa evidente;
- sensação de entalo contínuo e progressivo;
- odinofagia (dor ao deglutir).

Pacientes que referem essas queixas podem, na realidade, ser portadores da doença em estágio avançado, já com a presença de complicações orgânicas, como as úlceras esofágicas, o câncer do esôfago ou o estreitamento do órgão. Esse último poderá ser benigno ou maligno. Esses sinais e sintomas serão abordados com maior profundidade em capítulo próprio.

INVESTIGAÇÃO DIAGNÓSTICA DA DOENÇA DO REFLUXO GASTROESOFÁGICO

Gláucio Nóbrega de Souza

CAPÍTULO 5

Em medicina, a clínica sempre foi, é e será soberana. As informações obtidas pelo médico durante uma consulta bem realizada com o paciente (anamnese e exame físico) permitirão não só um diagnóstico preciso, mas também um excelente planejamento terapêutico, na grande maioria dos casos médicos. É importante observar que, muitas vezes, as informações colhidas têm relevância muito maior na abordagem diagnóstica e terapêutica do que os próprios exames complementares de diagnóstico realizados no paciente.

Historicamente, atribuem-se ao médico francês Dr. René Laennec a invenção do estetoscópio e a criação do famoso "diga 33" (expressão emitida pelo paciente, quando o médico examina clinicamente seu pulmão). A ele é também atribuída a criação da célebre frase: "Escute o seu paciente. Ele lhe dará o diagnóstico!" Essa recomendação continua válida na medicina, em todas as suas especialidades. E assim sempre permanecerá.

Na gastroenterologia não poderia ser diferente. Nessa especialidade médica, a clínica é igualmente fundamental, uma vez que muitos distúrbios observados não possuem tradução orgânica. Em geral, os exames realizados, seja de laboratório ou de imagem, nessas circunstâncias, são absolutamente normais. São as denominadas doenças funcionais, muito frequentes na gastroenterologia, com as suas mais diversas formas de manifestação clínica, como por exemplo: dor de estômago, azia, diarreia, distensão abdominal, empachamento, eructações, constipação intestinal, sensação de gases abdominais e dor abdominal, essas as mais frequentes. Importante registrar também que essas manifestações podem se fazer presentes nas doenças orgânicas, a exemplo das úlceras, do câncer e da própria esofagite, assim como os casos de gastroduodenites. A diferença é que, no grupo das doenças funcionais, as informações clínicas obtidas são as ferramentas mais importantes de que o médico dispõe para chegar a um diagnóstico preciso.

Ainda do ponto de vista de diagnóstico clínico da doença do refluxo gastroesofágico, em algumas situações, a forma de apresentação das queixas pelo paciente já permite ao médico inferir, com um alto grau de sensibilidade, se há ou não refluxo gastroesofágico patológico. É o que se observa, por exemplo, com o paciente que apresenta uma história clínica de azia. Como já relatado em outro capítulo, a azia é aquela sensação de queimação no meio do peito que se inicia no estômago e se dirige para cima, podendo até atingir a boca. Ocorre, sobretudo, após uma refeição mais volumosa, associada a episódios de regurgitação, que é o retorno anormal da comida do estômago para o esôfago, podendo o paciente até golfar em algumas ocasiões. Se esses dois eventos citados se repetirem com a frequência de uma vez por semana, nos últimos 30 a 60 dias, estima-se que a possibilidade de ocorrência da doença do refluxo gastroesofágico situe-se em torno de 90%.

Por outro lado, é importante lembrar que nem sempre a intensidade das queixas referidas pelo paciente equivale à gravidade da doença. Em outras palavras, o fato de o paciente apresentar uma queixa muito acentuada de azia não significa necessariamente que seja portador de uma esofagite por refluxo muito intensa ou grave, diagnosticada durante o exame endoscópico. Na realidade, no dia a dia da prática clínica, observa-se que há pacientes que "sentem mais do que têm", ou seja, apresentam uma queixa muito "rica" do ponto de vista clínico, mas que, no exame endoscópico, não são verificadas alterações significativas da mucosa esofágica, podendo até apresentar um exame com resultado absolutamente normal. Essa situação ocorre, aproximadamente, com um em cada dois pacientes que têm a doença do refluxo gastroesofágico.

Há também outro dado muito relevante a ser levado em conta na história clínica do paciente, que é a duração das queixas ou dos sintomas referidos durante a sua anamnese. Nesse aspecto, pacientes que apresentam um longo histórico de queixas de azia e regurgitação têm uma probabilidade maior de serem portadores da doença do refluxo nas suas formas mais graves, mais severas. Esses pacientes devem ser submetidos a uma investigação mais aprofundada. Há alguns que já podem até apresentar o câncer de esôfago. Tal situação é passível de ocorrer nas fases avançadas do refluxo patológico, especialmente naqueles pacientes com longo histórico da doença e que, geralmente, nunca procuraram o médico para investigar suas queixas.

De modo geral, o exame físico do paciente portador do refluxo gastroesofágico patológico acrescenta poucos dados clínicos objetivos. A não ser que já ocorram algumas complicações decorrentes das manifestações extradigestivas da doença, como as alterações pulmonares, otorrinolaringológicas ou odontológicas. Ou ainda determinadas alterações no próprio aparelho digestório, secundárias às complicações da doença, como, por exemplo, o estreitamento do esôfago, que poderá ou não ser maligno.

No caso do câncer de esôfago relacionado com o refluxo, além das queixas relatadas pelo paciente de entalo ou de dificuldade na deglutição, há os sinais considerados de alarme, como emagrecimento, dificuldade para deglutir alimentos mais sólidos, hemorragia digestiva e anemia, bem como dor durante a deglutição (odinofagia). Existem outras manifestações inerentes ao quadro das doenças consumptivas, como, por exemplo, a falta de apetite, que contribui ainda mais para o agravamento do estado nutricional e geral do paciente.

Não se pode negar que as informações clínicas são fundamentais para o diagnóstico da doença do refluxo gastroesofágico. Em algumas ocasiões, até já autorizam o médico assistente a iniciar um regime terapêutico, sem a realização prévia de exames complementares de diagnóstico mais aprofundados, o chamado "teste terapêutico" (descrito adiante neste capítulo). No entanto, na maioria dos casos, a realização de exames médicos especializados faz-se necessária para adequada conclusão diagnóstica e planejamento terapêutico eficaz para o paciente.

Dentre os exames disponíveis, o mais solicitado e realizado pelos gastroenterologistas é a endoscopia digestiva alta, procedimento ambulatorial simples e seguro. Na realização desse exame, já bastante conhecido e divulgado, não só na gastroenterologia, mas também na prática médica em geral, introduz-se uma sonda flexível fina pela boca do paciente (que se encontra sob efeito de uma leve sedação venosa e com a garganta anestesiada com um *spray* de xilocaína), com aproximadamente 9,8 mm de diâmetro (comparável ao calibre de um dedo mindinho), com uma câmera na ponta e uma iluminação própria. Obtêm-se, assim, imagens em tempo real, permitindo-se avaliar, de forma integral, três órgãos: o esôfago, o estômago e o duodeno. O exame permite também avaliar a faringe, a hipofaringe, a laringe e as pregas vocais.

No caso do esôfago, é possível avaliar as alterações da mucosa, decorrentes do refluxo gastroesofágico patológico. Avaliam-se também as complicações da doença, como as estenoses (estreitamentos), as úlceras esofágicas, o esôfago de Barrett (lesão pré-cancerígena) e o câncer do esôfago. Além disso, é possível colher alguns fragmentos de tecidos para análise no microscópio pelo médico patologista (biópsias). Durante a endoscopia digestiva, é possível ainda observar a presença da hérnia hiatal, que é um fator anatômico facilitador do refluxo gastroesofágico patológico. Trata-se, portanto, de um exame largamente utilizado, tanto na rede pública como na rede privada, sendo o mais realizado no diagnóstico complementar da doença do refluxo gastroesofágico.

Há um dado interessante e que deve ser informado ao paciente antes da realização do exame: é que cerca 40 e 60% dos pacientes portadores da doença do refluxo gastroesofágico apresentam um exame endoscópico com resultado normal. Significa dizer que, de cada dois pacientes portadores da doença, um apresenta uma endoscopia dentro dos limites da normalidade. Mas, às vezes, o paciente não entende tal ocorrência, o que pode dificultar sua compreensão sobre a doença e, consequentemente, sua adesão ao tratamento médico proposto.

Nesses casos em que se observa um quadro clínico sugestivo de refluxo gastroesofágico patológico, mas com uma endoscopia digestiva normal, o médico poderá lançar mão da monitorização prolongada do refluxo gastroesofágico. O objetivo é avaliar se há quantidade excessiva de ácido, acima dos limites considerados normais, dentro do esôfago, proveniente do estômago. Existem dois exames que se prestam a esse fim: pHmetria esofágica (com ou sem sonda), e impedâncio-pHmetria esofágica.

A pHmetria esofagiana é utilizada quando há dúvidas na definição diagnóstica da doença do refluxo gastroesofágico. É recomendada quando a clínica e a endoscopia digestiva não são suficientes para a conclusão diagnóstica por parte do médico assistente. Entretanto, é preciso deixar claro que sua utilização não deverá ser a regra, mas a exceção, somente devendo ser realizada em casos selecionados.

De acordo com as melhores práticas clínicas atualmente recomendadas, a pHmetria esofagiana de 24 horas está indicada nas seguintes situações:

A) Pacientes com sintomas típicos e/ou atípicos da doença do refluxo gastroesofágico, com endoscopia normal, e que não melhoram com o tratamento clínico (ou seja, apresentam refratariedade ao tratamento com IBP).

B) Pacientes que apresentam indicação de cirurgia antirrefluxo, embora não se verifiquem alterações no esôfago durante a endoscopia digestiva (avaliação pré-operatória: documentação da exposição esofágica ao ácido).

C) Pacientes que já tenham sido submetidos a cirurgia antirrefluxo e que persistem com queixas de refluxo gastroesofágico.

D) Documentação da adequação do controle ácido gástrico, durante o tratamento com IBP, nos pacientes portadores de Esôfago de Barrett.

E) Investigar DRGE em pacientes com dor torácica de origem não cardíaca, após avaliação cardíaca.

F) Investigar DRGE associada à asma (não alérgica) em adultos.

G) Caracterização da posição preferencial da ocorrência do refluxo gastroesofágico, ou seja, se é do tipo supino (com o paciente deitado), ortostático (com o paciente em pé), ou da modalidade combinada. Essa informação poderá ser útil na orientação terapêutica a ser empregada.

A pHmetria esofagiana de 24 horas também pode ser utilizada para ajustar e monitorizar a dosagem da medicação naqueles pacientes que permanecem sintomáticos, apesar do tratamento administrado com as doses habitualmente empregadas. Trata-se de um exame relativamente simples, realizado ambulatorialmente. O paciente não precisa se internar no hospital para sua realização, sendo feito sem sedação.

Uma sonda fina e flexível, com sensores de pH em seu interior, é introduzida suavemente pelo nariz do paciente, após a colocação de um anestésico local (gel) na narina mais livre. A sonda é, então, deslizada e posicionada delicadamente ao longo do esôfago. Por meio desses sensores será possível medir os níveis de ácido presentes no interior do esôfago, provenientes do estômago. Essa medição é feita no decorrer das 24 horas nas quais o paciente permanecerá realizando o exame, com a sonda posicionada e fixada externamente na pele, para não se deslocar. A sonda de pHmetria é conectada a um gravador externo, que registrará os níveis de pH intraesofágico ao longo desse período.

Após a colocação da sonda, o paciente retorna para sua casa, ou até mesmo para o trabalho, executando normalmente suas atividades rotineiras, alimentando-se e tomando líquidos. Deverá registrar em um diário todos os sintomas e que atividades está realizando no decorrer do período de monitorização. Encerrado o exame, o médico faz a leitura dos registros, observando se os níveis de ácido estão dentro dos parâmetros normais (fisiológicos) ou não (doença). Além da análise dos níveis de ácido obtidos com o exame, é possível verificar se há (ou não) correlação entre a presença do ácido no esôfago e os sintomas apresentados (ou não) pelo paciente e registrados durante o período de exame.

Há alguns anos, sobretudo nos Estados Unidos da América, com resultados bastante satisfatórios, vem sendo utilizada a pHmetria sem fio (*wireless*). Nesse caso, uma cápsula é introduzida e fixada, através do próprio exame endoscópico, próximo à transição esofagogástrica (*Cápsula Bravo Medtronics, Inc. EUA*). Esse dispositivo transmite, por meio de ondas de rádio, para um receptor externo, junto ao corpo do paciente, todos os registros do refluxo gastroesofágico. Apresenta uma série de vantagens, quando comparada com a pHmetria normal. Permite, por exemplo, uma monitorização mais prolongada dos níveis do refluxo gastroesofágico, por até 96 horas, aumentando, portanto, os índices de detecção do refluxo patológico. Após esse período, a cápsula se desprende naturalmente do esôfago, sendo eliminada junto com as fezes, sem nenhum problema ou dano ao paciente. Entretanto, é um método ainda pouco difundido no Brasil, apesar de já bastante conhecido pelos gastroenterologistas. Um dos motivos é que os custos ainda não permitem sua utilização em larga escala.

Outro exame também utilizado para se medir o refluxo gastroesofágico e que fornece mais informações do que a pHmetria convencional isolada é a impedâncio-pHmetria esofágica. Nesse exame detecta-se tanto o refluxo ácido como o não ácido. Além disso, identifica-se a natureza do conteúdo refluído, indicando se é líquido, gasoso ou misto. O exame é utilizado apenas em algumas situações específicas. No Brasil, tem sido realizado em determinados centros. É considerado, no entanto, o padrão-ouro para o diagnóstico da doença do refluxo gastroesofágico.

Dentro do arsenal de exames complementares diagnósticos para a DRGE, há um exame também utilizado, mas com propósitos específicos: a manometria esofágica. Por esse exame analisa-se a pressão dos esfíncteres do esôfago, aqueles anéis musculares do órgão, localizados, respectivamente, no seu início, logo após a laringe, na entrada, e também inferiormente, na transição esofagogástrica. A manometria esofagiana permite medir também a pressão do corpo do esôfago, bem como os movimentos peristálticos ao longo do órgão. É ainda utilizada para posicionar corretamente a sonda de pHmetria no interior do esôfago, antes da realização do exame. É realizada em regime ambulatorial, sem sedação do paciente, e, muitas vezes, antecede a pHmetria esofágica. Ademais, deverá ser sempre indicada na avaliação pré-operatória daqueles pacientes que receberam indicação de cirurgia antirrefluxo como parte do tratamento.

Há ainda o exame cintilográfico, que pode ser utilizado no paciente com suspeita de refluxo gastroesofágico patológico. É um exame radiológico em que se utiliza uma pequena quantidade de material radioativo deglutido com alimentos (a exposição à radiação é relativamente baixa). Não é um exame invasivo, já que não há a necessidade da introdução de sondas ou cateteres, porém tem suas indicações bem restritas. É realizado, normalmente, em crianças, mas também pode ser utilizado nos pacientes adultos com suspeita de aspiração pulmonar do conteúdo refluído para o esôfago, a partir do estômago. Pode ser útil, além disso, naquelas situações em que se pretende avaliar o tempo de esvaziamento gástrico, e também para os pacientes que se encontram em investigação diagnóstica para doença do refluxo, mas que não conseguem realizar a pHmetria esofágica.

Historicamente, um dos primeiros exames utilizados pelos gastroenterologistas na investigação da doença do refluxo gastroesofágico foi o estudo radiológico contrastado do esôfago. Apesar de pouco utilizado atualmente, em razão de sua baixa sensibilidade para o diagnóstico da doença, permanece ainda como uma ferramenta diagnóstica bastante útil em algumas situações.

Aplica-se, por exemplo, quando se pretende avaliar a morfologia (forma) do esôfago. Ou quando se pretende detectar e avaliar algumas complicações da DRGE, como nos casos dos estreitamentos (estenoses), dos processos cicatriciais, das úlceras esofágicas e dos processos neoplásicos (câncer). Também é utilizado para o diagnóstico da hérnia hiatal e para a avaliação das alterações do peristaltismo do esôfago.

Por fim, há algumas situações clínicas em que o médico poderá lançar mão do denominado "teste terapêutico", já mencionado anteriormente aqui. Trata-se de uma importante ferramenta clínica, por meio da qual se pode inferir, com considerável grau de sensibilidade, o diagnóstico da doença do refluxo gastroesofágico, antes da realização de quaisquer exames complementares de diagnóstico. Pode ser utilizado naqueles pacientes com menos de 40 anos de idade, com sinais típicos da doença, como, por exemplo, azia e regurgitação, mas sem apresentar sinais de alarme, como emagrecimento, sensação de entalo, anemia ou hemorragia.

Nesse caso poderá ser iniciado um esquema terapêutico com dose plena das medicações habitualmente utilizadas no tratamento da doença, por um período de quatro semanas. Caso o paciente apresente uma resposta clínica favorável, o médico deve considerar a possibilidade diagnóstica de refluxo gastroesofágico patológico. No entanto, em estrita observância às recomendações atuais do Consenso Brasileiro da Doença do Refluxo Gastroesofágico, deve-se realizar, inicialmente, o exame endoscópico para se confirmar ou não a doença, suas complicações ou os fatores predisponentes (a presença de hérnia hiatal). Esse exame também serve para diagnosticar a presença de patologias concomitantes, porventura presentes, como a gastrite, a úlcera péptica ou o câncer.

Em conclusão, pode-se afirmar que o diagnóstico da doença do refluxo gastroesofágico é inicialmente clínico. Recomenda-se, porém, a realização de exames complementares de diagnóstico, como os mencionados, sobretudo a endoscopia digestiva alta, com ou sem biópsias, juntamente com os demais, para cada situação particular. Esses exames permitem não só individualizar o tratamento, mas também diagnosticar eventuais complicações da doença. Possibilitam, além disso, estabelecer protocolos de prevenção do câncer esofágico e programar o mais adequado tratamento para cada paciente, a curto e longo prazos.

O importante é que o paciente conviva, da melhor forma possível, com essa doença crônica, livre dos sintomas e das suas complicações.

TRATAMENTO CLÍNICO DA DOENÇA DO REFLUXO GASTROESOFÁGICO

Gláucio Nóbrega de Souza

O tratamento clínico da doença do refluxo gastroesofágico é realizado tomando-se por base quatro pilares fundamentais e quatro importantes objetivos, descritos a seguir. No entanto, deve-se sempre esclarecer o paciente de que se trata de uma doença crônica, que, na maioria dos casos, requer um tratamento medicamentoso contínuo e prolongado, podendo ser necessário, em algumas situações, o emprego da cirurgia como proposta para o tratamento da doença.

PILARES DO TRATAMENTO DA DRGE
- medidas comportamentais;
- dieta;
- tratamento medicamentoso;
- cirurgia antirrefluxo (em casos selecionados).

OBJETIVOS DO TRATAMENTO DA DRGE
- cicatrizar as lesões esofágicas diagnosticadas durante o exame endoscópico;
- evitar que essas lesões retornem, devendo permanecer sempre cicatrizadas;
- evitar as complicações esofágicas decorrentes da doença;
- melhorar a qualidade de vida do paciente (o mais importante).

Em relação às medidas comportamentais, algumas recomendações são fundamentais aos pacientes portadores da doença do refluxo gastroesofágico. Como se sabe, o estômago situa-se logo em seguida ao esôfago. Convém sempre lembrar que a doença decorre do retorno excessivo (acima dos limites considerados normais) do conteúdo gástrico para o esôfago. Com base nessa evidência, fica fácil compreender que uma das medidas mais importantes, dentre as recomendadas para o tratamento, é evitar que esses dois órgãos permaneçam em um mesmo nível (paciente deitado), com a pressão interna de um (estômago) maior do que a do outro (esôfago).

É o que ocorre, por exemplo, quando o paciente se deita logo após alimentar-se, sobretudo se tiver feito uma refeição farta, acompanhada de muito líquido. Nessa situação, e por ação da gravidade (com o paciente deitado), o conteúdo de um órgão fluirá naturalmente para o interior do outro. Esse fluxo acontece do estômago (que está cheio) para o esôfago (que se encontra vazio), notadamente se o paciente for portador de uma hérnia hiatal por deslizamento, o que agrava ainda mais a situação.

Uma vez compreendido isso, fica fácil explicar ao paciente portador dessa doença que refeições grandes deverão ser evitadas. Além disso, líquidos em excesso não poderão ser ingeridos durante as refeições. O paciente também deverá ser orientado a jamais se deitar após as refeições, exceto se for em uma cadeira conhecida como "do papai", por exemplo. Nessa posição, o tórax permanecerá mais alto do que o abdômen, evitando-se com isso que o conteúdo gástrico retorne para o esôfago. Portanto, para aqueles que tiram um cochilo logo após o almoço, esse deverá sempre ser na "cadeira do papai".

As mesmas recomendações se aplicam ao jantar. Caso o paciente faça a principal refeição à noite, essa não deverá acontecer tarde ou antes de dormir. Se o paciente adotar esse hábito, terá desconfortos durante o sono, além de uma digestão lenta e difícil, agravando o refluxo e piorando a qualidade do seu sono. Em alguns casos, poderá ocorrer um sintoma bastante desagradável durante a noite, enquanto o paciente dorme. É aquele observado quando ocorre uma regurgitação súbita do conteúdo gástrico para o esôfago, atingindo a cavidade oral. O líquido pode, inclusive, migrar para o pulmão (broncoaspiração), levando a um quadro clínico de extrema gravidade, uma vez que poderá ocorrer uma pneumonia aspirativa.

A sensação dos pacientes que experimentam essa situação, ou seja, regurgitação ou sufocação noturna, é de "morte iminente", semelhante a uma sensação de afogamento nas próprias secreções. Para os pacientes portadores da DRGE com manifestações noturnas recorrentes, recomenda-se que elevem a cabeceira da cama em torno de 12 a 15 cm. Isso é possível com colocação de alguns calços de madeira embaixo dos pés da cama, no lado da cabeça. Recomenda-se, também, que o jantar seja cedo e leve, sem líquidos, ou em pequena quantidade.

No que diz respeito ao alcoolismo e ao hábito de fumar, ambos deverão ser desestimulados e, se possível, abolidos. O consumo de bebida alcoólica e o uso do tabaco estão relacionados com o refluxo gastroesofágico patológico, sendo fatores de risco para o surgimento da doença. Pacientes fumantes ou que ingerem álcool em excesso têm uma maior propensão a episódios de refluxo.

A ingestão do café em demasia também está relacionada com a doença do refluxo gastroesofágico, de modo que o consumo em excesso também deverá ser desestimulado. Aqueles pacientes que têm o hábito de ingerir café várias vezes no decorrer do dia poderão apresentar dores de cabeça (cefaleia) caso façam a retirada abrupta da cafeína. Recomenda-se, nessas situações, que adotem uma redução gradual do consumo de café. Podem também substituir o café normal pelo café descafeinado, que possui aroma, textura e sabor similares ao café tradicional, diferenciando-se apenas pela menor quantidade de cafeína.

Todas essas medidas e recomendações são importantes dentro do conjunto de orientações dietéticas preconizadas para o paciente portador da DRGE. A atividade física regular, por sua vez, traz inúmeros benefícios ao organismo, conforme já demonstrado e comprovado cientificamente. A realização de exercícios físicos, de forma contínua e frequente, além de permitir a redução e o controle do peso, proporciona, dessa forma, um efeito protetor indireto com relação à DRGE. Essa recomendação sempre deverá fazer parte do plano terapêutico para o paciente portador de DRGE, mas os exercícios deverão ser evitados logo após as refeições.

O estresse patológico e a fadiga crônica são fatores que também contribuem para o surgimento da DRGE. É necessário, portanto, que o médico oportunize ao paciente um canal de diálogo em que se permita identificar esses problemas. Devem-se buscar, constantemente, formas de se lidar com essas duas condições frequentes na prática médica, com a menor repercussão possível na vida do paciente. É preciso lembrar que o estresse diário é inerente à existência humana. Porém, a sua progressão ou não para um nível patológico vai depender da maneira como se enfrenta esse problema.

No que diz respeito ao excesso de peso, já está amplamente demonstrado, na literatura médica, que o refluxo gastroesofágico é também provocado pela obesidade ou sobrepeso. Além do aumento da pressão intra-abdominal que ocorre nos pacientes que estão acima do peso ideal, observa-se uma redução da pressão do esfíncter inferior do esôfago. São também observadas alterações frequentes na qualidade do sono dos pacientes obesos, com a possível ocorrência de episódios repetitivos de apneia (quando o paciente para de respirar durante o sono). Esse evento, sem dúvida, contribui para o agravamento da doença do refluxo gastroesofágico, conforme será visto em capítulo específico. Portanto, a busca pelo peso ideal deverá ser uma constante na abordagem terapêutica da DRGE.

Já em relação ao tratamento medicamentoso, houve uma evolução notável quanto aos produtos que poderão ser utilizados para o paciente portador da DRGE. Há quatro classes principais de medicamentos que poderão ser prescritos, além de algumas outras substâncias, como a domperidona, a bromoprida, a metoclopramida e o baclofen, que também poderão ser associadas. Segue a relação desses produtos.

PRINCIPAIS MEDICAMENTOS UTILIZADOS NA DRGE

1. Antiácidos (hidróxido de alumínio e hidróxido de magnésio).
2. Alginatos.
3. Bloqueadores dos receptores H2 da histamina – BH2 (Cimetidina, Ranitidina, Famotidina e Nizatidina).

4. Inibidores da bomba de prótons – IBP (Omeprazol, Lansoprazol, Pantoprazol, Pantoprazol-Mg, Rabeprazol, Esomeprazol e Dexlansoprazol).
5. Procinéticos (Domperidona, Bromoprida e Metoclopramida).
6. Baclofen

INIBIDORES DA BOMBA DE PRÓTONS (IBP)

Dentre os medicamentos relacionados, os mais utilizados atualmente são os inibidores da bomba de prótons (IBP). Tais medicamentos apresentam os melhores resultados, tanto em relação ao índice de cicatrização das lesões esofágicas como no que diz respeito à melhora das queixas dos pacientes. São os inibidores mais potentes da produção de ácido pela célula gástrica. Além disso, são medicamentos seguros, podendo ser utilizados de forma contínua, com alguns cuidados, naturalmente, e desde que prescritos e acompanhados pelo médico assistente. A dose de equivalência entre eles é a seguinte:

Substância	Dose plena	Metade da dose
Omeprazol	40 mg	20 mg
Lansoprazol	30 mg	15 mg
Pantoprazol	40 mg	20 mg
Rabeprazol	20 mg	15 mg
Esomeprazol	40 mg	20 mg
Dexlansoprazol	60 mg	30 mg

Em relação ao resultado comparativo entre eles, do ponto de vista clínico e endoscópico, todos praticamente se equivalem. Um aspecto importante a ser observado é que esses medicamentos deverão ser tomados em jejum, preferencialmente 30 minutos antes do café da manhã, para que possam apresentar melhor absorção. Recomenda-se ao paciente para, na noite anterior, já deixar a medicação facilmente disponível, junto com um copo de água, na sua cabeceira de cama. Dessa forma, ao acordar pela manhã, em jejum, o paciente toma a medicação imediatamente. Assim, enquanto se organiza para iniciar suas atividades do dia, já se passaram os 30 minutos necessários entre a ingestão da medicação e a primeira refeição matinal.

Os efeitos colaterais observados, a curto prazo, em relação ao uso desses medicamentos, poderão realmente surgir, embora sejam raros. Os mais observados são diarreia, dor abdominal, cefaleia e constipação. Às vezes, uma simples mudança do tipo de medicamento, por exemplo, pantoprazol no lugar do omeprazol, ou vice-versa, já resolve o problema da intolerância. Mais adiante, há um capítulo dedicado exclusivamente aos efeitos colaterais relacionados com o uso, por um tempo prolongado, do omeprazol e dos seus correlatos.

TRATAMENTO CLÍNICO DA DOENÇA DO REFLUXO GASTROESOFÁGICO

Outra informação importante é que a maioria desses medicamentos já possui sua apresentação na forma genérica. Como a DRGE é uma doença crônica, a redução nos custos dos medicamentos facilita a adesão do paciente ao tratamento proposto.

Habitualmente, como já mencionado, o tratamento da DRGE é contínuo e prolongado, a exemplo de outras doenças crônicas, como diabetes melito, hipertensão arterial sistêmica e algumas doenças da tireoide. Assim, na grande maioria dos casos, o paciente portador de DRGE deverá tomar a medicação prescrita diariamente e de forma contínua, mas alguns conseguem ficar livres dos sintomas, sem precisarem tomar a medicação de forma constante. O médico, ouvindo o paciente e com base nas informações clínico-endoscópicas obtidas, definirá essa estratégia. Cada caso é um caso. Em qualquer hipótese, o paciente somente deverá suspender a medicação conforme a orientação do seu gastroenterologista.

Ocorrendo uma interrupção indevida no uso dos medicamentos, dentro de seis meses os pacientes, em sua maioria, apresentarão recidiva da doença. Em alguns casos selecionados, pode-se utilizar a medicação em um esquema sob demanda. Nessas situações, administra-se a medicação, somente por alguns dias, quando o paciente apresentar alguma sintomatologia. É uma recomendação que poderá ser adotada em casos específicos e leves, ou seja, sem maior gravidade. Porém, geralmente os pacientes chegam ao consultório do gastroenterologista já cientes de que os sintomas retornarão caso deixem de tomar a medicação prescrita.

Nas manifestações extradigestivas da doença do refluxo gastroesofágico, os IBP são habitualmente utilizados em dose dobrada, ou seja, 2 vezes por dia. A primeira deverá ser tomada em jejum e a outra entre 30 a 60 minutos antes do jantar (por exemplo, 40 mg do omeprazol, ou equivalente, em jejum, e outros 40 mg uma hora antes do jantar), por um período de 3 a 6 meses. Essa dosagem dupla poderá também ser utilizada naqueles casos que apresentam uma resposta inadequada ao esquema inicialmente proposto, com apenas uma dose diária, em jejum.

Em ambas as situações descritas, na sequência do tratamento, após essa fase inicial, procura-se manter o paciente com a menor dosagem possível, com a qual se obtenha a cicatrização das lesões e o paciente assintomático. No entanto, esse esquema deverá ser revisto se o paciente voltar a referir as queixas ou apresentar recidiva das lesões endoscópicas, porventura, presentes no exame inicial.

Os bloqueadores dos receptores H2 da histamina (BH2) foram utilizados durante muito tempo (e ainda o são), sobretudo na rede pública de saúde ou em locais cuja população tem baixo poder aquisitivo. Entretanto, comprovadamente, apresentam resultados inferiores aos observados com o uso dos inibidores da bomba de prótons (IBP). São, portanto, medicamentos de segunda linha no tratamento da DRGE. Eventualmente, podem ser utilizados em associação com os IBP, sobretudo à noite, em casos selecionados.

Ademais, dentro de duas a seis semanas do início do uso dos BH2, pode surgir um fenômeno conhecido como taquifilaxia, observado quando perdem o efeito terapêutico pretendido com o passar do tempo. Por outro lado, poderão ser também utilizados em algumas situações, como terapia de primeira linha, naqueles casos em que os IBP não puderem ser administrados.

Os antiácidos, apesar de muito populares e de fácil aquisição, são utilizados atualmente somente "como um socorro, um suporte". Devem ser administrados nas situações em que o paciente já vem sendo submetido ao tratamento regular com as medicações habitualmente indicadas, mas que venham, eventualmente, a apresentar episódios de azia, por exemplo, no decorrer do dia. Nesses casos, poderão fazer uso dessas medicações em caráter de "alívio momentâneo", ou seja, apenas para melhora imediata da sintomatologia. Os antiácidos desenvolvem uma ação rápida, dentro de 5 minutos, mas a duração do seu efeito é curta, em torno de 20 a 30 minutos.

Outros fármacos são eventualmente utilizados durante o tratamento clínico da DRGE. O sucralfato poderá ser administrado, por exemplo, durante a gravidez. Essa medicação adere à superfície da mucosa, formando uma espécie de camada protetora. Com isso, impede a ação agressiva do ácido sobre a mucosa, permitindo assim sua cicatrização. No entanto, esses medicamentos alternativos apresentam resultados inferiores aos IBP, além de possuírem curto período de ação, mas podem ser úteis em casos específicos.

Há ainda o alginato. Esse polissacarídeo, em contato com o ácido do estômago, forma, dentro de alguns segundos, uma espécie de gel viscoso flutuante. No interior do estômago, funciona com uma espécie de tampão no fundo gástrico, junto à transição esofagogástrica, por até 4 horas. Impede, com isso, que o conteúdo gástrico reflua para o esôfago, após as refeições. Seu real efeito no tratamento da DRGE permanece ainda indefinido, devendo somente ser utilizado em associação a outros medicamentos e em pacientes selecionados.

Outra classe de medicamentos também utilizada, dentro do esquema terapêutico da DRGE, pertence ao grupo denominado de procinéticos (domperidona, bromoprida e metoclopramida). Esses agentes atuam restaurando o peristaltismo esofagiano, aumentando a pressão do esfíncter inferior do esôfago e também acelerando o esvaziamento gástrico. São muito úteis quando o paciente apresenta, associadamente às manifestações da doença do refluxo gastroesofágico, queixas de empachamento, distensão abdominal e eructações. Nesses casos, deverão ser prescritos em associação aos IBP, não devendo ser utilizados isoladamente no tratamento da DRGE.

Devem ser administrados antes das refeições e à noite, quando o paciente vai se deitar (na dose máxima de 4 vezes ao dia). Deverão ser observados os efeitos colaterais dessas medicações que poderão surgir em alguns pacientes, devendo o médico limitar ou, até mesmo, suspender sua utilização. Os principais efeitos adversos observados são: cólicas abdominais, diarreias, aumento das mamas, sensibilidade das mamas ao toque, secreção de leite em grande quantidade, falta ou suspensão da menstruação, irregularidade menstrual e alterações no ritmo cardíaco. Todos esses efeitos cessam com a interrupção da medicação.

Por último, ainda em relação às medicações possíveis, dentro do amplo arsenal terapêutico disponível, existe o baclofeno, que também poderá ser utilizado em casos selecionados. É uma alternativa, sobretudo, para aqueles quadros refratários (que não respondem ao tratamento medicamentoso habitual). Demonstra sua eficácia por atuar no principal mecanismo fisiopatológico da doença: os relaxamentos transitórios do esfíncter inferior do esôfago.

Essa medicação é capaz de reduzir os episódios de refluxo, sobretudo após as refeições, por atuar exatamente no esfíncter, reduzindo, assim, o número de relaxamentos. Alguns efeitos colaterais poderão restringir o seu uso em determinados pacientes. Apesar disso, constitui-se uma importante ferramenta terapêutica que poderá ser útil na abordagem medicamentosa atual da doença do refluxo gastroesofágico.

RECOMENDAÇÕES DIETÉTICAS

Vera Maria Gomes Miranda ▪ *Gláucio Nóbrega de Souza*

Como já mencionado nos capítulos anteriores, a doença do refluxo gastroesofágico caracteriza-se, fundamentalmente, pela ocorrência de complicações decorrentes do fluxo anormal do conteúdo gástrico para o esôfago, a orofaringe ou até os pulmões. Isso acontece em razão, sobretudo, de uma redução na pressão do esfíncter esofagiano inferior, a estrutura muscular anelar existente na transição do esôfago para o estômago. Os relaxamentos transitórios e repetitivos desse esfíncter constituem o principal mecanismo fisiopatológico envolvido no surgimento da DRGE.

As recomendações dietéticas para o paciente portador da doença do refluxo gastroesofágico constituem uma etapa de inegável relevância dentro da programação terapêutica. São também importantes as orientações comportamentais, as mudanças de hábitos e, sobretudo, as medicações prescritas.

Dentro de um efetivo planejamento dietético, dois aspectos fundamentais na origem do refluxo gastroesofágico patológico devem ser considerados:

A) A pressão do esfíncter esofagiano inferior, que funciona, conforme relatado, como barreira antirrefluxo.

B) A pressão intragástrica, ou seja, aquela observada no interior do estômago, que, se elevada, poderá favorecer o surgimento do refluxo patológico.

Fisiologicamente, o esfíncter esofagiano inferior deverá relaxar, quando da chegada do alimento ao seu nível, após a deglutição. Desse modo, permite a passagem do alimento para o interior do estômago. Logo após esse processo, deverá se contrair, fechando-se e impedindo o retorno do conteúdo alimentar, presente agora no estômago, para o esôfago. No entanto, deve-se registrar que, no decorrer do dia, todos os indivíduos apresentam certo grau de refluxo gastroesofágico, que é considerado normal, fisiológico.

Portanto, é possível que ocorra, normalmente, um certo retorno do suco gástrico para o interior do esôfago, mesmo que não se perceba. Em seguida, o esôfago devolve esse refluxato para o interior do estômago, no mecanismo denominado de clareamento esofágico, não se caracterizando como DRGE. Acima dos valores considerados normais, o refluxo passa a ser tido como patológico.

A pressão do anel esofágico inferior é controlada por diversos fatores, tanto hormonais como anatômicos, e também por aqueles decorrentes da própria dieta. Essas condições podem aumentar ou diminuir a pressão do anel esofágico, fazendo com que ocorra sua contração ou seu relaxamento, respectivamente.

Quando esse mecanismo esfincteriano não funciona adequadamente, ocorre o retorno do conteúdo gástrico para o esôfago, em níveis anormais, excessivos, ocasionando a inflamação da mucosa esofágica ou dos órgãos adjacentes ao esôfago. Cria-se, então, todo o espectro de sinais e sintomas atribuídos à DRGE (digestivos e extradigestivos).

A compreensão do importante papel que esses fatores exercem sobre a pressão do esfíncter inferior do esôfago deverá ser considerada dentro da programação dietoterápica para o paciente portador da doença do refluxo gastroesofágico. Esse entendimento amplo do problema pelo doente permitir-lhe-á também maior adesão ao tratamento dietético, comportamental e medicamentoso proposto. Paciente bem informado contribui para maior probabilidade de sucesso do tratamento.

A abordagem nutricional na DRGE consiste em corrigir, já na fase aguda da doença, a irritação e as lesões da mucosa esofágica (a esofagite erosiva está presente em aproximadamente 50% dos casos). Posteriormente, busca prevenir a recorrência do refluxo gastroesofágico patológico. Esse período é denominado de fase de manutenção do tratamento clínico. Paralelamente, a dieta empregada deverá fazer a correção e buscar a manutenção do peso ideal do paciente.

Como se sabe, o refluxo gastroesofágico ocorre com uma frequência bem maior nos indivíduos que se encontram com excesso de peso. A obesidade é, reconhecidamente, uma condição que favorece o surgimento do refluxo patológico. Assim, uma alimentação adequada e balanceada constitui-se em importante pilar dentro da estratégia terapêutica do paciente.

A propósito da obesidade, é preciso saber, realmente, se o paciente está acima do peso ou não, do ponto de vista médico. Para isso, utiliza-se uma fórmula matemática simples: o cálculo do índice de massa corpórea (IMC). Para se fazer esse cálculo, divide-se o peso (P) do paciente (em quilogramas) por sua altura (A) em metros ao quadrado. Assim, IMC = P/A^2. A tabela a seguir apresenta o cálculo do IMC para adultos:

Tabela para o cálculo do IMC	
Abaixo do peso	IMC menor do que 18,49 kg/m²
Peso normal	IMC entre 18,5 e 24,9 kg/m²
Sobrepeso	IMC entre 25 e 29,9 kg/m²
Obesidade leve ou de grau I	IMC entre 30 e 34,9 kg/m²
Obesidade moderada ou de grau II	IMC entre 35 e 39,9 kg/m²
Obesidade mórbida ou de grau III	IMC acima de 40 kg/m²

Exemplo: Cálculo do IMC para um paciente com altura de 1,75 m, pesando 96 kg. Assim, teremos:

- Peso = 96 kg.
- Altura = 1,75 m.
- IMC = Peso/A^2, ou seja, peso dividido pela altura ao quadrado.
- IMC = 96 kg/(1,75 m × 1,75 m).
- IMC = 96 kg/3,0625 m^2.
- Resultado final: IMC = 31,35 kg/m^2.
- Conclusão: obesidade de grau I (leve).

Na orientação dietética, um cuidado todo especial deverá ser tomado em relação às quantidades das principais refeições (café da manhã, almoço e jantar). O excesso de volume durante uma refeição sobrecarrega a capacidade de acomodação gástrica, facilitando, assim, o retorno do conteúdo gástrico para o esôfago. Dessa forma, o fracionamento da dieta em refeições pouco volumosas e mais frequentes, no decorrer do dia, é, usualmente, preconizado. Ou seja, comer menos por vez e mais vezes durante o dia.

Não se recomenda, também, deitar-se após as refeições. Esse hábito contribui para o retorno do conteúdo gástrico para o esôfago, que poderá ser evitado caso o paciente repouse em uma "cadeira do papai", conforme descrito em capítulo anterior. Nessa posição, o tórax (onde está o esôfago) fica mais alto que o abdômen (onde se localiza o estômago). Assim, o conteúdo gástrico não reflui facilmente para o esôfago, por conta da ação gravitacional. Essa postura poderá ser adotada durante aquele cochilo breve e saudável após o almoço, adotado por muitos pacientes no seu dia a dia.

Outra medida aconselhada, conforme aqui já visto, sobretudo para aqueles pacientes que têm refluxo noturno, é elevar a cabeceira da cama (aproximadamente 12 a 15 cm), com a colocação de pequenos suportes embaixo dos pés da cama, do lado em que se localiza a cabeça. As almofadas antirrefluxo também podem ser úteis para pequenos repousos após as refeições, mas não para dormir à noite, pois podem provocar problemas de coluna. O objetivo dessas medidas é único: deixar sempre o esôfago mais alto do que o estômago, quando este estiver repleto de alimentos. Deve-se evitar, também, ingerir líquidos durante as refeições, sobretudo bebidas gaseificadas. Os líquidos contribuem para distender a cavidade gástrica e, com isso, favorecer o refluxo patológico.

Outra medida é não usar roupas justas e cintos apertados ao nível do abdômen, para que não ocorra aumento da pressão dentro da cavidade abdominal, onde se localiza o estômago. É uma medida recomendada, sobretudo, para as mulheres que usam, com certa frequência, modeladores ou cintas abdominais, com objetivo estético.

Em relação à dieta propriamente dita, preconiza-se uma alimentação equilibrada, qualitativa e quantitativamente, com algumas restrições e exclusões, conforme demonstrado a seguir:

A) **Valor energético:** adequado para manter o peso ideal do paciente e, se necessário, programar a perda gradual do peso.

B) **Carboidratos:** evitar quantidades excessivas de carboidratos, principalmente os simples (doces, bolos, biscoitos recheados, açúcares). Essa medida possibilita reduzir a fermentação e a distensão abdominal. Além disso, contribui para a diminuição do peso do paciente.

B) **Lipídios:** as refeições devem conter pouca concentração de gorduras. Esse nutriente retarda o esvaziamento do estômago, promovendo maior tempo de distensão gástrica. Comidas gordurosas reduzem também a pressão do esfíncter esofagiano inferior, contribuindo, assim, para o surgimento da doença. Recomenda-se retirar toda a gordura visível das carnes e a pele das aves antes da cocção. As carnes devem ser assadas, grelhadas ou cozidas. Aconselha-se o consumo de leite e iogurte desnatados. Os queijos devem ter baixo teor de gordura (os queijos amarelos são os mais ricos em gorduras).

D) **Fibras:** alguns estudos indicam que o consumo de fibras e frutas está associado a menor risco de DRGE.

E) **Consistência da dieta:** na fase aguda da DRGE, o paciente pode se queixar de dificuldade para deglutir (disfagia) e sensação de entalo. Essa situação é frequentemente encontrada, quando já se observa algum grau de estreitamento do esôfago, secundário ao processo inflamatório (edema) acentuado ou cicatricial (estenose) decorrente do refluxo gastroesofágico patológico. Poderá, também, referir dor ao deglutir (odinofagia). Nesses casos, pode-se indicar inicialmente ingestão de dieta líquida ou semilíquida. Com a melhora dos sintomas da dor e do entalo, eventualmente presentes, a consistência da dieta poderá ser aumentada gradativamente, até se chegar à consistência normal.

Nessa fase inicial, sucos de frutas (não ácidas), alimentos integrais, banana, couve, arroz integral e chá verde também podem ser adicionados ao cardápio recomendado pelo médico ou pelo nutricionista. Porém, é importante ressaltar que a introdução dessa dieta, com uma consistência inicialmente líquida e depois pastosa, raramente é necessária no planejamento do gastroenterologista. Deve ser recomendada somente naqueles casos especiais, descritos anteriormente.

F) **Fracionamento:** em algumas situações, recomenda-se até 6 refeições diárias, em pequenos volumes, para evitar o refluxo, caso seja acentuado. Uma atenção maior deverá ser dada às duas principais refeições do dia (almoço e jantar). Como foi visto, o excesso de volume pode sobrecarregar a capacidade gástrica. Não há mais dúvida que o consumo excessivo de alimentos durante uma refeição está associado à doença do refluxo gastroesofágico.

Portanto, o paciente deverá evitar comer de forma exagerada a cada refeição. Convém lembrar, mais uma vez, que não se deve ingerir líquidos durante as refeições, para não distender o estômago e agravar a situação.

G) **Alimentos não recomendados:** na fase aguda da DRGE, os alimentos que irritam a mucosa inflamada deverão ser evitados, assim como os sucos ou frutas muito ácidas, tomates e alimentos flatulentos (repolho, feijão, cebola, brócolis, pimentão, batata-doce, couve-flor), menta, pimenta, canela, hortelã, bebidas gaseificadas (água com gás, refrigerante e cerveja), chá-mate, chá preto, guaraná natural e alimentos muito condimentados. Todos eles podem causar algum grau de desconforto no paciente. Deverão ser desaconselhados também aqueles alimentos com os quais o paciente não se sente bem.

Caso haja intolerância à lactose, deve-se evitar ingerir alimentos que a contenham. A fermentação desse carboidrato poderá contribuir para uma maior formação de gases e, consequentemente, uma maior predisposição ao refluxo gastroesofágico patológico. Entretanto já existe no mercado uma série de produtos lácteos sem a lactose. Deverão ser excluídos ainda alimentos gordurosos, tais como mocotó, sarapatel, dobradinha, feijoada, caruru e frituras. Outros alimentos não permitidos são as gorduras visíveis das carnes e aqueles que estimulam a secreção ácida, como caldos concentrados em purina (consomês com cubos de carne), leite integral, alimentos ricos em cafeína, chocolates e bebidas do tipo cola.

Por fim, é importante anotar que o paciente deve fazer as refeições em posição sentada, e nunca deitado na cama, no sofá ou na rede. Não se deitar após as refeições é medida fundamental no combate ao refluxo patológico. Nunca é demais lembrar que a última refeição deverá ser realizada entre 3 a 4 horas antes de deitar-se, à noite. Jantar cedo, portanto, e não lanchar antes de dormir são medidas igualmente importantíssimas. Outra recomendação também relevante é alimentar-se devagar, mastigando bem os alimentos, e em ambiente tranquilo. Para aqueles que comem rápido, recomenda-se repousar o talher no prato a cada duas porções. Convém enfatizar, mais uma vez, que o paciente deve excluir fumo e bebidas alcoólicas de sua rotina, pois o uso desses dois produtos reduz a pressão do esfíncter esofagiano inferior.

Em conclusão, uma alimentação adequada, com as recomendações acima preconizadas, contribui sobremaneira para o alívio dos sintomas e a cicatrização das lesões esofágicas, caso existentes, de todos os pacientes portadores da DRGE. A dieta deverá fazer parte integrante do conjunto de medidas recomendado pelo médico, quando da instituição do tratamento clínico para os pacientes portadores do refluxo patológico. Todavia, sempre devem ser respeitadas as particularidades e as preferências alimentares de cada indivíduo. É preciso enfatizar sempre ao paciente, no entanto, que a doença é crônica, recidivante, e, portanto, não se pode "baixar a guarda".

Uma dieta equilibrada permite corrigir ou evitar o excesso de peso, condição que favorece efetivamente a DRGE. Além disso, como já relatado, auxilia no tratamento de várias doenças crônicas importantes, como: hipertensão arterial, diabetes melito, esteatose hepática (fígado gorduroso), problemas de articulação, apneia do sono, dislipidemias (taxas de colesterol e triglicerídeos alteradas), todas frequentemente encontradas no paciente obeso. Portanto, os benefícios obtidos com a dieta e o equilíbrio do peso vão muito além daqueles observados para os pacientes portadores da doença do refluxo gastroesofágico.

CIRURGIA ANTIRREFLUXO – QUANDO DEVE SER INDICADA?

Zailton Bezerra de Lima Junior

Conforme já enfatizado nos capítulos anteriores, a doença do refluxo gastroesofágico constitui-se enfermidade muito frequente na atualidade, afetando milhões de brasileiros. É referida de forma recorrente nos consultórios de gastroenterologia e de clínica geral. Suas características multifatoriais, associadas à necessidade de modificações de hábitos e costumes diários, transformam essa condição clínica, relativamente simples, num verdadeiro desafio a ser vencido pelos profissionais envolvidos no seu tratamento.

A DRGE é, portanto, uma afecção de grande relevância médico-social, em razão de sua elevada e crescente incidência na população. Sua relevância reside também no fato de que a doença pode determinar o surgimento de sintomas importantes e severos, capazes de prejudicar, sobremaneira, a qualidade de vida dos pacientes portadores dessa enfermidade. Estima-se sua prevalência (frequência) em torno de 20% da população adulta dos Estados Unidos, com taxas similares em países europeus. No Brasil, o panorama não difere muito, com prevalência estimada entre 12% e 20% da população, considerando-se apenas as queixas mais comuns de azia e regurgitação. Mas, conforme aqui já relatado, acredita-se que atinja realmente cifras que se situam em torno de 20% ou mais da população brasileira, com taxas semelhantes àquelas observadas nos países ocidentais.

Dentre os principais fatores envolvidos na gênese da DRGE, destacam-se: hábitos alimentares, com excesso de alimentos cítricos, condimentados e gordurosos; falta de condicionamento e de atividade física regular e obesidade. Há também causas anatômicas, como a presença da hérnia hiatal e até fatores psicológicos. Analisando-se as manifestações típicas da DRGE, a pirose e a regurgitação são os sintomas mais presentes. A coexistência desses dois sintomas faz com que a DRGE esteja presente no paciente com taxas de probabilidade superiores a 90%. Porém, vale a pena lembrar que a ausência das manifestações típicas, como a pirose e a regurgitação, não exclui o diagnóstico da DRGE. É importante registrar ainda que pacientes com manifestações extradigestivas podem não apresentar os sintomas típicos da doença do refluxo.

É possível realizar duas condutas básicas iniciais na abordagem terapêutica dos pacientes portadores da DRGE: o teste terapêutico com IBP (inibidores da bomba protônica) e o tratamento com base na análise de exames subsidiários (endoscopia digestiva alta, pHmetria e impedâncio-pHmetria). Dentre as possibilidades terapêuticas existentes, o tratamento cirúrgico da doença do refluxo gastroesofágico possui indicações bem estabelecidas em diversos consensos da literatura médica, nacional e internacional, podendo apresentar, por vezes, vantagens quando comparado com o tratamento clínico. A seguir serão elencadas as principais indicações da cirurgia antirrefluxo para o paciente portador da DRGE.

1. Principais indicações do tratamento cirúrgico:
   - presença de hérnia hiatal com DRGE (falha anatômica mais comum), refratária (que não responde) às doses crescentes de IBP;
   - DRGE associada a distúrbios da motilidade esofágica;
   - impossibilidade de o paciente custear seu tratamento clínico por longo tempo, já que se trata de uma doença crônica;
   - DRGE classificada como grave, associada a complicações, na qual o tratamento clínico isolado não se constitui em abordagem suficiente;
   - desejo do paciente em não fazer uso, por longo prazo, dos IBP (omeprazol, lansoprazol, pantoprazol, rabeprazol, esomeprazol e dexlansoprazol) para controle da sintomatologia, situação mais comumente encontrada em pacientes jovens;
   - necessidade de doses cada vez maiores da medicação para o controle dos sintomas, caracterizando doença progressiva;
   - presença de sintomas extradigestivos, com pHmetria evidenciando exposição ácida proximal acentuada (no início do esôfago ou na orofaringe).
2. Avaliação pré-operatória: além dos exames pré-operatórios básicos, indicados de acordo com a faixa etária do paciente, e suas possíveis comorbidades (outras doenças que o paciente possui em paralelo), a avaliação pré-operatória de um candidato a tratamento cirúrgico para DRGE deve ser constituída por alguns exames subsidiários fundamentais, destacando-se os seguintes:
   A) *Endoscopia digestiva alta:* permite a mensuração do comprimento do esôfago e determina o real posicionamento do esfíncter esofagiano inferior. Além disso, permite avaliar complicações decorrentes da DRGE crônica, bem como afastar possíveis lesões associadas, auxiliando no diagnóstico diferencial.
   B) *Esofagograma (RX):* permite o diagnóstico definitivo da hérnia hiatal, além de auxiliar no diagnóstico diferencial com outras possibilidades diagnósticas.
   C) *pHmetria esofagiana de 24 horas:* permite diagnosticar a presença do refluxo patológico em pacientes com endoscopia digestiva alta sem lesões (nos casos de refluxo ácido). Permite, também, avaliar o chamado

"*clearance* esofágico", que corresponde ao tempo necessário para o esôfago "limpar" sua luz, após a ocorrência de um episódio de refluxo.

D) **Manometria esofágica:** permite avaliar a eficiência da contração e do relaxamento, tanto do esfíncter esofagiano inferior como do corpo do esôfago (peristalse esofagiana).

3. Cirurgia antirrefluxo: o tratamento cirúrgico da DRGE tem por objetivo o restabelecimento da competência da barreira antirrefluxo. Isso é feito com a criação de uma válvula antirrefluxo e a aproximação dos pilares do diafragma, fechando o hiato diafragmático, por onde o estômago deslizou para o interior do tórax. Várias técnicas estão descritas na literatura. Independentemente da técnica utilizada, deve-se sempre procurar manter um segmento longo do esôfago abdominal (3 a 4 cm é o comprimento ideal), além do fechamento adequado dos pilares diafragmáticos e da criação de uma válvula antirrefluxo (fundoplicatura). A técnica mais utilizada é a fundoplicatura total (Figuras 8-1, 8-3 a 8-5).

A fundoplicatura parcial (Figura 8-2) consiste no envolvimento do esôfago pelo fundo gástrico em apenas três quartos de sua circunferência. Ambas as técnicas podem ser realizadas por meio da técnica videolaparoscópica, propiciando uma evolução pós-operatória mais favorável e com menor taxa de complicações.

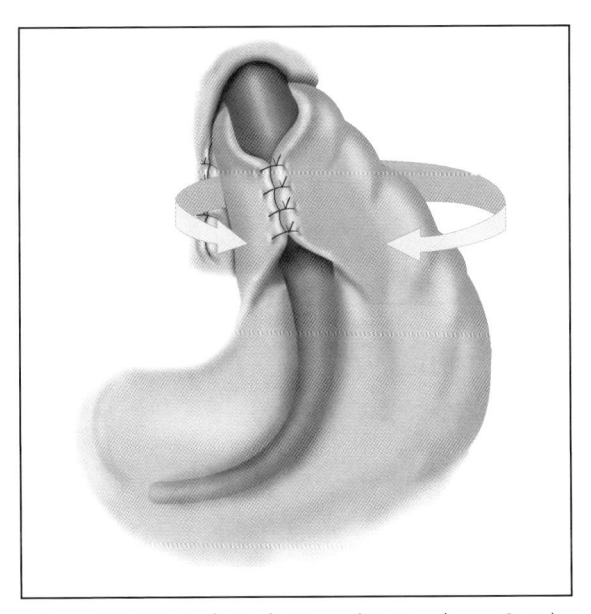

Figura 8-1. Valvuloplastia de Nissen. (Ver *Prancha* em *Cores*.)

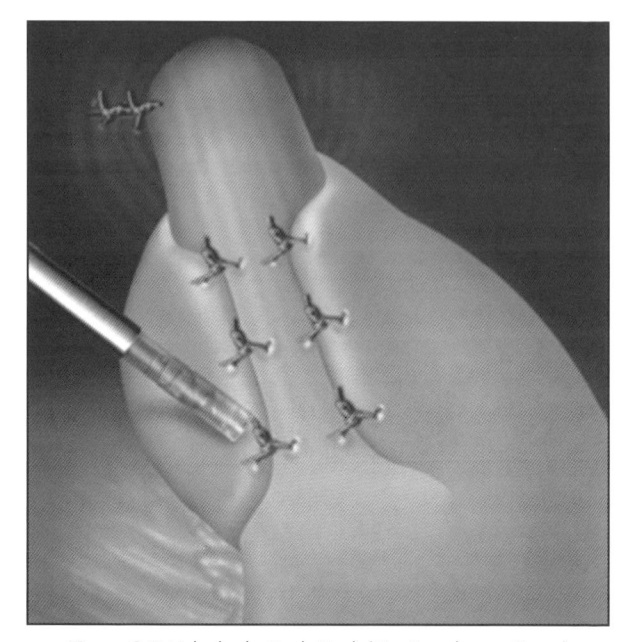

Figura 8-2. Valvuloplastia de Lind. (Ver *Prancha* em *Cores*.)

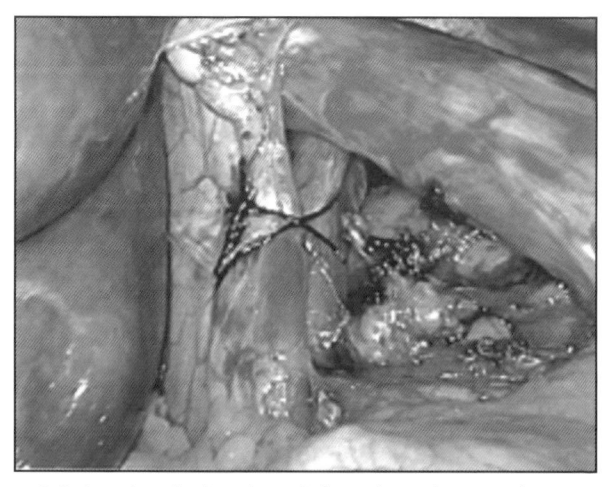

Figura 8-3. Aproximação dos pilares diafragmáticos. (Ver *Prancha* em *Cores*.)

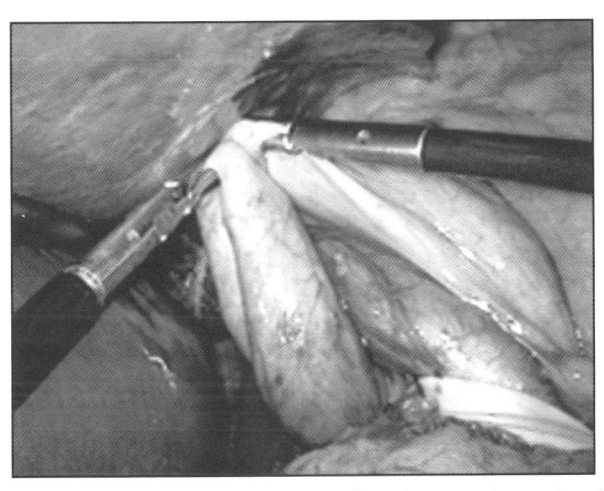

Figura 8-4. Montagem da válvula antirrefluxo. (Ver *Prancha* em *Cores*.)

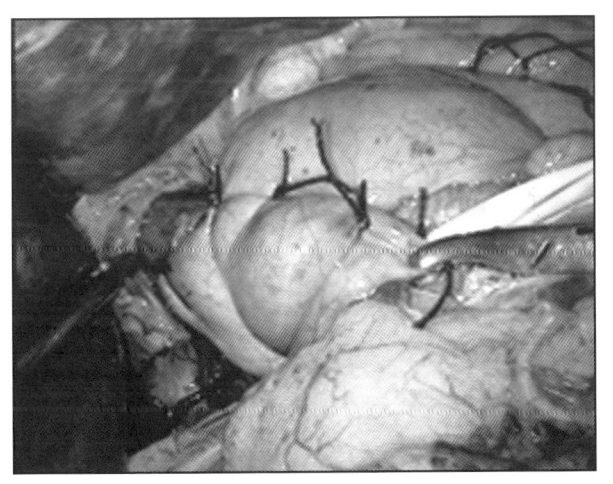

Figura 8-5. Aspecto final da válvula antirrefluxo. (Ver *Prancha* em *Cores*.)

4. Resultados: a hernioplastia com fundoplicatura videolaparoscópica é uma intervenção efetiva na eliminação dos sintomas da DRGE, proporcionando melhoria na qualidade de vida dos pacientes. Além disso, reduz, de maneira substancial, a necessidade do uso permanente de medicações para o controle dos sintomas. Cerca de 90% dos pacientes apresentam regressão

da esofagite. Já o exame pHmétrico mostra-se normal em até 92% dos pacientes, após um ano de acompanhamento pós-operatório.

Dentre as complicações possíveis da cirurgia, a disfagia (dificuldade de engolir) é a mais frequente. Está, geralmente, relacionada com o edema (inchaço) dos tecidos, comumente observado no pós-operatório. Sua incidência gira em torno de 9% a 20%, com duração média de três meses. Trata-se de um problema que incomoda bastante o paciente. Sintomas menos frequentes incluem desconforto e distensão da parte superior do abdômen, causados por certa dificuldade de eructar (arrotar), além de flatulência, em razão, exatamente, dessa retenção dos gases.

Em suma, o tratamento cirúrgico deve ser apresentado ao paciente como uma possibilidade terapêutica efetiva, com baixas taxas de morbidade e mortalidade pós-operatória. Deve também ser esclarecido que a intervenção cirúrgica é capaz de controlar os sintomas do refluxo, de forma similar ou até mesmo superior ao tratamento clínico, em pacientes bem selecionados. No entanto, o procedimento somente deverá ser realizado por um cirurgião que esteja habituado a operar a doença do refluxo gastroesofágico. Por fim, caberá ao gastroenterologista clínico, juntamente com o cirurgião do aparelho digestório e o paciente, decidirem, em conjunto, sobre qual a melhor alternativa terapêutica a ser empregada em cada caso.

COMPLICAÇÕES DA DOENÇA DO REFLUXO GASTROESOFÁGICO

Gláucio Nóbrega de Souza

A doença do refluxo gastroesofágico, por se tratar de uma patologia crônica, está sujeita a algumas complicações importantes no seu curso evolutivo. As principais são as seguintes: úlcera esofágica, hemorragia digestiva, esôfago de Barrett, câncer de esôfago e estenoses esofágicas.

ÚLCERA ESOFÁGICA

As úlceras no esôfago, diagnosticadas durante a realização de uma endoscopia digestiva alta, caracterizam-se como lesões teciduais mais profundas, ocasionadas pelo contato do ácido com o revestimento da mucosa. Acometem, no mínimo, a submucosa do esôfago (ao contrário das erosões esofágicas que são mais leves e mais superficiais). Poderão, em algumas situações, evoluir para a perfuração esofágica, quadro de extrema gravidade médica.

Endoscopicamente, as úlceras esofágicas poderão se apresentar de duas formas: isoladas ou múltiplas. Possuem bordas regulares e base de fibrina espessa, com tamanhos variados. Geralmente estão localizadas junto à transição do esôfago para o estômago. Encontram-se presentes em cerca de 5% dos pacientes portadores da DRGE, sendo mais frequentes nos homens acima de 60 anos de idade. Podem ser visualizadas também com a realização do exame radiológico, quando os pacientes não têm condições clínicas para realizar a endoscopia digestiva alta, ou caso tenham recebido contraindicação para a realização do exame endoscópico.

As úlceras esofágicas deverão sempre ser biopsiadas, com o objetivo de se definir a natureza (benigna ou não) das lesões. Além disso, deverão ser controladas endoscopicamente, após a realização do tratamento clínico. Habitualmente são encontradas naqueles pacientes portadores de DRGE há muitos anos.

Clinicamente, os pacientes poderão apresentar queixas de dor no ato da deglutição, associada a um quadro de azia ou regurgitação, observando-se, eventualmente, um quadro de anemia crônica. Podem, também, apresentar um quadro agudo de hemorragia digestiva alta. Geralmente, as úlceras esofágicas estão associadas à presença da hérnia hiatal por deslizamento. Esta se traduz como um fator anatômico facilitador das formas graves da doença do refluxo gastroesofágico. Portanto, é digno de registro o fato de que os pacientes que têm a hérnia hiatal por deslizamento, geralmente, apresentam a doença do refluxo nas suas formas mais graves.

HEMORRAGIA DIGESTIVA

A hemorragia digestiva no paciente portador da DRGE poderá se apresentar sob duas formas:

A) **Aguda:** sangramento súbito observado tanto pela via alta (oral), como pela via baixa (anorretal), junto com as fezes.

B) **Crônica:** sangramento lento e oculto, sem que o paciente perceba, provocando um quadro de anemia crônica. É diagnosticada ou sugerida, pela análise de um simples hemograma e da pesquisa de sangue oculto nas fezes.

Na forma aguda, observa-se o sangramento de maneira súbita. Nesse caso, o paciente poderá apresentar vômitos, com aspecto de borra de café (sangue digerido) ou com a presença de coágulos, e até mesmo vômitos com sangue vivo. A apresentação clínica da hemorragia digestiva poderá também ocorrer pela alteração na coloração e no aspecto das fezes, que se apresentam de forma característica. Por exemplo, fezes com aspecto enegrecido e com odor característico indicam a presença de sangue digerido, geralmente proveniente de hemorragia digestiva da parte alta do aparelho digestório, podendo ser do início do intestino delgado, como também do esôfago, estômago ou duodeno. Recebe o nome científico de melena.

É interessante observar que, como o sangue é laxativo, o paciente relata que está indo mais vezes ao sanitário e que as fezes mudaram de coloração e odor (característico nessas situações). Esse é o quadro típico de hemorragia digestiva alta, com apresentação pela via baixa. Poderá ser decorrente de uma úlcera que sangrou ou representar um sinal de alerta, como complicação da DRGE, quando houve evolução para o câncer, por exemplo.

Essa complicação aguda da DRGE, que provoca a hemorragia digestiva, caracteriza-se como um quadro de urgência clínica. Nessa condição, o paciente deverá ser hospitalizado imediatamente, em uma unidade semi-intensiva. Uma vez controlado clinicamente, deverá ser submetido, o mais rapidamente possível, a uma endoscopia digestiva alta. Esse exame irá informar de que região efetivamente está vindo o sangramento, além de já permitir uma abordagem terapêutica.

Uma vez identificado o local da hemorragia, já durante o exame endoscópico, pode-se proceder também ao tratamento da lesão hemorrágica. No entanto, essas situações agudas são menos frequentes do que as manifestações crônicas da hemorragia digestiva na DRGE. Porém, poderão evoluir para um quadro gravíssimo, a depender da intensidade do sangramento e também das condições de saúde do paciente.

É importante registrar que todos os pacientes portadores de hemorragia digestiva, seja aguda ou crônica, deverão ser investigados endoscopicamente. O objetivo é fazer o diagnóstico preciso da origem do sangramento, uma vez que existe sempre a possibilidade de um quadro de câncer esofágico já instalado. Esse quadro geralmente ocorre nos pacientes idosos, acima de 60 anos. É agravado pela presença de úlcera em atividade ou esofagites severas, com histórico antigo de sintomas sugestivos da doença do refluxo gastroesofágico.

ESTENOSES ESOFÁGICAS

Nessa situação, ocorre uma diminuição do calibre esofagiano, secundária ao processo inflamatório e cicatricial recorrente no esôfago, levando o paciente a se queixar de entalo e emagrecimento. A dificuldade para ingerir alimentos é progressiva. Ocorre, inicialmente, para alimentos sólidos, posteriormente para pastosos e, nas suas fases mais avançadas, também para líquidos. Com receio de se alimentar com aquelas comidas que sabidamente vão provocar o entalo, o paciente começa a selecionar os alimentos, preferindo aqueles de progressão esofágica mais fácil. Assim, deixa de se alimentar corretamente, evoluindo para um quadro progressivo de perda de peso e queda no seu estado nutricional.

Nessas situações, indica-se uma endoscopia diagnóstica, que permite também a realização das biópsias e o escovado da estenose, se necessário. Essa investigação, em alguns casos, pode ser complementada com o estudo radiológico do esôfago, após a ingestão do contraste radiopaco, o bário. Tal análise permite uma melhor definição do grau do estreitamento do esôfago (da estenose), indicando se é parcial ou total. Indica também a extensão do estreitamento: se é apenas em segmento curto, em forma de anel, ou se acomete um segmento mais longo do órgão. Essas informações são de grande valia para o planejamento terapêutico, pela via endoscópica (as conhecidas dilatações esofágicas), dessa relevante complicação da DRGE.

Após a endoscopia diagnóstica, caso seja constatada a estenose esofágica, programa-se um esquema de dilatações periódicas por endoscopia, podendo ser realizadas semanal ou quinzenalmente. Nesse procedimento, faz-se o uso de sondas ou balões dilatadores, dependendo do quadro e do tipo de estenose. Tais medidas devem ser tomadas até que o paciente volte a apresentar um calibre esofagiano normal ou, pelo menos, próximo da normalidade.

Objetiva-se, com esse tratamento, que o paciente consiga se alimentar normalmente, recuperando seu estado nutricional e seu peso corporal, não apresentando mais as queixas frequentes de entalo durante as refeições. Após essa fase do programa terapêutico, espaçam-se mais as sessões de dilatação endoscópica, até que o paciente fique assintomático ou bem próximo de um estado normal de deglutição. A partir desse momento, programam-se apenas endoscopias de controle e de acompanhamento da lesão, calibrando, sempre que necessário, o local do estreitamento com novas dilatações, se assim estiver indicado.

É importante ressaltar que o médico deverá ter a certeza de que o estreitamento é benigno, não sendo decorrente de um crescimento tumoral. No caso dos estreitamentos secundários à presença de um câncer de esôfago, a abordagem terapêutica será diferente. Nessa situação, a realização de biópsias e o estudo citológico da lesão (com o uso de pinças ou de escovinhas especiais, respectivamente, pela via endoscópica), definirão a conduta a ser adotada.

Observe-se, por fim, que, diante de todas essas complicações, o paciente deverá receber medicações, a princípio, em dose dupla, dos inibidores da bomba de prótons (omeprazol e similares), aliadas ao suporte nutricional. Posteriormente, deve entrar no protocolo de tratamento contínuo da DRGE, descrito previamente.

O esôfago de Barret (lesão pré-neoplásica) e o câncer do esôfago, possíveis complicações da DRGE, serão abordados, exclusivamente, em outro capítulo.

DOENÇA DO REFLUXO GASTROESOFÁGICO E CÂNCER

Gláucio Nóbrega de Souza

CAPÍTULO 10

Uma das preocupações mais frequentes do paciente portador da DRGE, no consultório do gastroenterologista, diz respeito à evolução da sua doença para o câncer do esôfago. Isso ocorre, sobretudo, se tiver sido diagnosticada a presença do esôfago de Barrett. Trata-se de uma lesão pré-neoplásica, que se instala em até 10% dos pacientes portadores da DRGE. Antes de se analisar o efetivo risco de ocorrência de câncer no paciente portador de DRGE, convém, inicialmente, tecer alguns comentários sobre o que é o esôfago de Barrett, a lesão pré-neoplásica relacionada com o refluxo gastroesofágico patológico.

Deve-se ao cirurgião inglês Norman Rupert Barrett, do Hospital Saint Thomas, em Londres, a descrição inicial, feita em 1950, da patologia que hoje leva o seu nome: esôfago de Barrett. Naquele ano, Norman Barrett observou e descreveu a presença de uma úlcera esofágica em alguns pacientes que apresentavam, ao lado da úlcera, um tipo de revestimento (mucosa) esofágico semelhante à mucosa do estômago. Acreditava, no início, tratar-se de um esôfago curto e que o estômago teria subido através do diafragma para o tórax.

Em 1953, Allison e Johnstone, verificaram que parte da porção mais distal (final) do esôfago, localizada junto à transição para o estômago, apresentava um revestimento diferente daquele observado no esôfago de uma pessoa sadia. Perceberam que seu aspecto se assemelhava ao tecido gástrico, mas que se localizava no esôfago. Então, denominaram esse evento de úlcera de Barrett, com esôfago revestido por mucosa gástrica.

Mais tarde, demonstrou-se ser esse epitélio um tipo especial de mucosa, pois continha, em seu interior, células intestinais. Era um tecido presente no esôfago, mas que não apresentava as características normais desse órgão, e que lembrava a mucosa gástrica, mas não era do estômago. Adicionalmente, continha células que normalmente se encontravam presentes apenas no intestino. Concluiu-se, portanto, tratar-se de uma condição denominada metaplasia intestinal esofágica. Foi atribuído a essa patologia o nome de esôfago de Barrett, em homenagem ao médico que a descreveu pela primeira vez na história da medicina.

E qual seria a importância do esôfago de Barrett? Na realidade, é a única lesão pré-neoplásica descrita e verificada na DRGE. Atualmente, estima-se que aproximadamente 10% dos pacientes portadores da DRGE evoluam para o esôfago de Barrett, e que, destes, 10% evoluam para o câncer de esôfago, o adenocarcinoma esofágico. Traduzindo em termos práticos, de cada cem pacientes portadores da DRGE, um poderá evoluir para o adenocarcinoma esofágico.

Do ponto de vista estatístico, o adenocarcinoma esofágico foi o tipo de câncer que apresentou a maior incidência, nos últimos 30 anos, nos países ocidentais. No Brasil, não existem dados tão precisos em relação a esse tipo de tumor. No entanto, o Instituto Nacional do Câncer (INCA) estima que o câncer de esôfago representa a 6ª neoplasia mais frequente entre os homens, e a 15ª entre as mulheres. Excetua-se, desse dado estatístico global do câncer, a neoplasia maligna de pele do tipo não melanoma.

Dentre os cânceres do esôfago, o tipo não relacionado com a DRGE ainda é o mais frequente. Porém, o adenocarcinoma, aquele que ocorre em consequência da DRGE, vem também aumentando significativamente. No ano de 2012, foram notificados 10.420 novos casos, no Brasil, de câncer de esôfago em geral, sendo 7.770 nos homens e 2.650 nas mulheres.

Entretanto, observa-se que a DRGE não evolui de forma tão rápida para o adenocarcinoma. Raramente os gastroenterologistas ou endoscopistas do aparelho digestório detectam um esôfago de Barrett que evoluiu para o adenocarcinoma esofágico, quando esses pacientes estão inseridos em programas de vigilância endoscópica do câncer de esôfago. Ou seja, contam-se nos dedos das mãos os casos de esôfago de Barrett que, efetivamente, evoluíram para o câncer esofágico.

E qual a conduta que deve ser adotada diante de um paciente que acaba de receber o diagnóstico de esôfago de Barrett? Este, na realidade, é o questionamento mais frequente feito no consultório do gastroenterologista sobre essa patologia. Inicialmente, deve-se acalmar o paciente sobre seu diagnóstico, mesmo sabendo-se que se trata de uma lesão pré-neoplásica.

Sabe-se também que é infrequente a sua evolução para o câncer de esôfago, conforme mencionado. Além desse fato, é preciso lembrar que a grande maioria dos pacientes portadores dessa lesão não evoluirá para o adenocarcinoma (90% dos pacientes portadores do esôfago de Barrett permanecerão livres do câncer de esôfago).

As principais sociedades médicas mundiais recomendam que os pacientes portadores de esôfago de Barrett sejam submetidos a endoscopias regulares e periódicas, a cada 2, 3 e até 5 anos. É necessário fazer biópsias da área definida como epitélio de Barrett, bem como das úlceras ou de quaisquer irregularidades na mucosa observadas durante o exame endoscópico. Objetiva-se, com isso, detectar-se o câncer em sua fase inicial.

Importante registrar que o melhor indicador de uma possível evolução maligna do epitélio de Barrett é a presença de uma condição denominada displasia (um tipo de epitélio pré-cancerígeno). Esse diagnóstico é realizado após a análise pelo médico patologista do material de biópsias colhido durante o exame endoscópico. Este deverá elaborar um laudo com os seguintes possíveis resultados relativos ao esôfago de Barrett:

- esôfago de Barrett sem displasia;
- esôfago de Barrett com displasia de baixo grau;
- esôfago de Barrett com displasia de alto grau; câncer inicial na sua fase mais precoce – câncer *in situ*;
- esôfago de Barrett com adenocarcinoma esofágico.

Caso haja a presença do epitélio displásico, esse fato ensejará, obrigatoriamente, uma abordagem diferenciada no acompanhamento e no tratamento do paciente. Exigirá um controle endoscópico mais ou menos detalhado, conforme o grau do epitélio displásico presente. Pacientes com diagnóstico de displasia de alto grau, por exemplo (alguns autores já consideram essa lesão como carcinoma *in situ*), poderão receber, de imediato, a indicação cirúrgica. Nesses casos observa-se que o câncer propriamente dito já está presente em aproximadamente 40% dos pacientes.

A decisão sobre o melhor tratamento a ser adotado para o paciente portador de esôfago de Barrett, com displasia de baixo ou alto grau, deverá seguir as diretrizes preconizadas pelas principais sociedades de gastroenterologia do mundo. Além do grau detectado, definido por meio do estudo histopatológico (das biópsias), a decisão envolve as condições clínicas do paciente e a *expertise* da equipe médica, clínica e cirúrgica, em lidar com esse tipo de patologia.

A estrutura hospitalar, bem como os recursos endoscópicos necessários à realização dos procedimentos terapêuticos avançados, a exemplo da mucosectomia (retirada da mucosa de Barrett com as alterações displásicas) ou uma espécie de cauterização da mucosa afetada (com argônio, terapia fotodinâmica e radiofrequência), são pré-requisitos fundamentais para a definição da conduta a ser adotada em cada paciente com esôfago de Barrett e displasia.

Deve-se assinalar que a retirada cirúrgica do esôfago (a esofagectomia) é uma cirurgia de grande porte. Assim, como toda cirurgia de alta complexidade, envolve riscos e está relacionada com um percentual considerável de mortalidade e morbidade. Portanto, a decisão deverá ser adotada em conjunto com o paciente, levando sempre em consideração todos os aspectos acima descritos.

É preciso lembrar, no entanto, que a grande maioria dos pacientes portadores do esôfago de Barrett não apresenta displasia, ao se realizar o estudo dos fragmentos de biópsias colhidos durante o exame. Deverão, porém, ser submetidos a controle endoscópico periódico, a cada 2, 3 ou 5 anos, conforme já relatado. Além disso, é importante que permaneçam, obrigatoriamente, tomando IBP (omeprazol ou similares), seguindo as demais recomendações de praxe, preconizadas para todos os pacientes portadores de DRGE.

A cirurgia antirrefluxo poderá ser indicada para casos selecionados, conforme critérios definidos (ver capítulo correspondente). Todavia, o médico deverá usar o bom senso, objetivando preservar sempre a melhor qualidade de vida para o seu paciente, ponderando riscos e benefícios do tratamento preconizado.

Em síntese, confirmando-se o diagnóstico de esôfago de Barrett, o paciente deverá entrar nos protocolos de vigilância periódica e contínua da DRGE, já bem estabelecidos pela comunidade científica mundial. Deverá ser acompanhado, clínica e endoscopicamente, com a realização de biópsias endoscópicas seriadas do epitélio de Barrett.

Por fim, deverá cumprir todas as recomendações dietéticas, posturais, comportamentais e medicamentosas estabelecidas dentro do planejamento terapêutico (alguns casos selecionados podem receber a cirurgia antirrefluxo como proposta de tratamento, conforme aqui já relatado). As dúvidas em relação ao problema deverão sempre ser esclarecidas com o médico. No mais, o paciente deve esforçar-se para levar uma vida dentro da mais absoluta normalidade possível.

DOENÇA DO REFLUXO GASTROESOFÁGICO NA CRIANÇA

Margarida Maria de Castro Antunes

INTRODUÇÃO

Bebês e crianças golfam e vomitam por vários motivos. Toda mãe e avó experientes sabem que vômitos podem acontecer em muitas doenças comuns na infância (gripe, sinusite, tonsilite palatina, diarreia). Podem acontecer, também, sem a ocorrência de doença, como, por exemplo, quando as crianças andam muito tempo em carros e ônibus, ou quando comem demais e depois se movimentam brincando, ou até quando choram muito nas crises de "birra", tão frequentes nos pequenos.

É importante registrar, entretanto, que refluxo gastroesofágico na criança é diferente do adulto, tanto na forma de apresentação, quanto no diagnóstico, e até no tratamento. As medicações têm doses, contraindicações, efeitos colaterais e tempos de uso diferentes quando se trata de criança. Ao primeiro olhar, sempre se pensa que há uma forma mais fácil de tratar do refluxo nas crianças, mas esses pequenos indivíduos são mais caprichosos e complicados do que aparentam. Por isso, é preciso ter calma antes de se começar a dar qualquer remédio e fazer diagnóstico de refluxo gastroesofágico em crianças. Os médicos jovens e os residentes na área de gastropediatria costumam dizer que cuidar de refluxo é fácil na teoria, mas na prática é muito difícil, dá um trabalho enorme. Relatam que é preciso, inicialmente, ouvir a história clínica do paciente sempre com muito cuidado, examiná-lo, pesá-lo, medi-lo e analisar o gráfico do crescimento atentamente. Mesmo assim, muitas vezes, são necessárias algumas consultas para se chegar a um diagnóstico preciso. Ou seja, no caso das crianças, exige-se sempre um acompanhamento mais atento. O médico não pode se precipitar, prescrevendo várias medicações, pois poderão surgir efeitos colaterais relevantes. Também não deve solicitar exames desnecessários, na medida em que podem gerar desconforto e até dor em alguns casos.

Nesse capítulo serão abordadas as dúvidas mais frequentemente ouvidas pelos pediatras em seus consultórios e ambulatórios de pediatria e gastroenterologia infantil. As perguntas a seguir foram formuladas da mesma maneira que as mães as realizam durante as consultas com seus bebês. Assim como as respostas, que, de maneira geral, reproduzem as orientações fornecidas pelo médico.

1. **O meu bebê golfa. Isso é refluxo? Devo me preocupar?**
   É normal o bebê golfar, pois está numa fase da vida na qual cresce rapidamente. Em consequência, precisa comer muito em relação ao seu peso corporal e ao tamanho do estômago. Como ainda não apresenta o tubo digestório amadurecido e o seu principal alimento é líquido (leite), é compreensível que haja retorno frequente do alimento para a boca. Isso ocorre, especialmente, quando é posicionado deitado durante as trocas das fraldas, ou quando se movimenta mais. Acontece, também, quando começa a levantar as perninhas para brincar ou quando está mais desenvolvido. Se o bebê está bem, ganhando peso e sem outros sintomas, não há motivo para preocupação. Esse tipo de golfada se denomina regurgitação funcional, fazendo parte do desenvolvimento normal do bebê.

   A regurgitação funcional é observada em cerca de 70% dos bebês no quarto mês de vida. A tendência é haver uma redução a partir do sexto mês, quando se inicia a alimentação amassadinha, desaparecendo, geralmente, no final do primeiro ano. Alguns bebês são mais propensos a regurgitar do que outros (essa diferença ocorre, às vezes, até entre irmãos). Os exemplos são os que nasceram com baixo peso, os prematuros ou aqueles mais gulosos. Todos eles ganham peso rapidamente. Portanto, na imensa maioria dos casos, continua válida a velha frase das vovós: bebê que golfa engorda.

2. **Acho que o meu bebê vomita de tanto que golfa. A quantidade é muito grande. Isso é refluxo grave?**
   O volume da regurgitação não está relacionado com a sua gravidade. Conforme já mencionado, o importante é que o bebê esteja bem, mesmo que golfe muito. Os livros antigos de gastropediatria usavam um termo para definir esse fenômeno: "regurgitador feliz". Queriam dizer com isso que a criança era saudável, apesar de golfar. O que diferencia vômito de regurgitação não é a quantidade. Mesmo que o bebê "coloque muito leite para fora", não se trata, obrigatoriamente, de vômito. Poderá ser uma possível regurgitação, com um volume maior. Por outro lado, o vômito vem acompanhado de náusea, além do esforço para jogar o alimento para fora, entre outros sintomas. Por exemplo, o bebê fica pálido, suando ou molinho, antes, durante ou após o evento. O vômito geralmente é um sinal de que alguma coisa está errada. É indicativo de alterações mais graves ou de problemas que se confundem com o refluxo.

3. **Então, quando devemos nos preocupar com vômitos ou regurgitações no bebê?**
   A preocupação só deve existir quando, paralelamente à golfada ou ao vômito, observa-se que o bebê não ganha peso adequadamente, tem sufocação ou sintomas respiratórios (barulhinho para respirar, cansaço ou falta de ar), ou então fica muito irritado ou joga a cabeça para trás, esticando

o pescoço no fim da mamada, logo após comer ou regurgitar. Finalmente, será motivo de preocupação, se houver sangue visível nos vômitos ou regurgitações. Esses sinais e sintomas caracterizam um distúrbio conhecido como doença do refluxo gastroesofágico (DRGE), ou refluxo patológico. Tal distúrbio pode ser primário, quando é ocasionado por alterações no próprio tubo digestório, ou secundário, quando é causado por outra doença. Qualquer patologia capaz de causar a DRGE sempre deve ser identificada e afastada, uma vez que necessitam de tratamento precoce, como veremos a seguir.

4. **O que pode ser confundido com refluxo?**

No bebê, os quadros clínicos que mais se confundem com refluxo são: infecção urinária, alergia alimentar, obstrução do trato digestório (estenose do piloro), entre outras alterações neurológicas e doenças mais raras, como as metabólicas. Tratando-se de crianças com mais idade ou os adolescentes, vomitar não é tão frequente como ocorre com os bebês. Isso pode ser sintoma de várias doenças, como enxaqueca, estados ansiosos, quadros de depressão, esofagite eosinofílica (um tipo de distúrbio "alérgico" que ocorre no esôfago), transtornos alimentares (como bulimia), uso de drogas (muito frequente com maconha, por exemplo) e acalasia do esôfago. Os tumores no sistema nervoso central também podem causar vômitos. Portanto, sempre que uma criança ou adolescente vomitar e não ganhar peso, é preciso que o médico investigue a presença de outras doenças que devem ser diagnosticadas e imediatamente tratadas.

5. **Meu bebê que golfa é muito chorão e irritado. Isso significa que sente dor porque golfa ou regurgita?**

É possível que sim. Mas só raramente os bebês que têm refluxo podem apresentar inflamação no esôfago associada à dor. Mas é preciso que as mães fiquem atentas para não confundirem choro por refluxo com o choro primário do bebê, as chamadas "cólicas". Chorar também faz parte do desenvolvimento dos bebês nos primeiros meses. Por coincidência, a fase durante a qual o bebê mais chora é também aquela em que mais golfa. Isso dificulta fazer a distinção entre as duas situações, usando-se, indevidamente, medicamentos para uma falsa doença do refluxo gastroesofágico. É importante observar que a cólica ocorre em um horário rotineiro, geralmente no fim da tarde. Nos demais horários, o bebê fica tranquilo e não apresenta outros sinais de doença. O choro ou a irritabilidade causada pela DRGE ocorrem durante o dia, estando geralmente associados à alimentação. Se não houver redução do choro com as medicações usuais para o refluxo, deve-se desconfiar de que esta não seja a causa.

Muitos estudos realizados em bebês que choram excessivamente (mais de 3 horas por dia, 3 dias por semana) demonstraram que o refluxo é o responsável pelo choro em menos de 10% dos casos. Apesar dessa evidência, as medicações para refluxo estão entre as primeiras prescritas para bebês que têm choro excessivo, como já foi evidenciado em alguns estudos científicos. O problema é que com a maioria dos remédios utilizados será a irritabilidade o principal efeito colateral, podendo agravar ainda mais o choro.

6. **Quando devo pensar que o refluxo é causado por alergia à proteína do leite de vaca, a conhecida APLV?**

No bebê, a causa mais frequente de doença do refluxo, em sua modalidade secundária, é, sem dúvida, a alergia à proteína do leite de vaca (APLV). No entanto, essa situação é menos frequente do que tem sido divulgado nas redes sociais e na mídia em geral. Assim, para que se possa pensar nessa hipótese, outros sintomas devem somar-se às regurgitações. Infelizmente, na maioria das crianças pequenas (antes de completarem 2 anos), não há como confirmar a APLV por exames laboratoriais. Então, esse diagnóstico é feito com base na resposta ao que chamamos de teste de retirada e reexposição. Como resultado, o bebê deve deixar de apresentar os sintomas com a retirada do leite de vaca (presente na maioria das fórmulas para bebê) e voltar a apresentar queixas após a reintrodução do produto. Como é de se imaginar, a realização desse teste apresenta algumas dificuldades, tanto pelo alto custo das fórmulas para alergia e difícil aceitação delas pelo bebê, quanto pela dificuldade na interpretação dos resultados do teste. Por esse motivo, ele deve ser conduzido somente por médico especialista, visto que a realização inadequada pode gerar alterações no regime nutricional da criança, erros no diagnóstico e custos financeiros desnecessários para a família.

7. **Meu filho tem rouquidão, otite ou crises de asma. Pode ser DRGE?**

É possível. Contudo, mais uma vez, é preciso ter cautela nesse diagnóstico. Uma das situações de maior dificuldade no manejo do refluxo gastroesofágico ocorre quando o paciente tem sintomas respiratórios. Isso porque existem ainda dúvidas sobre o real papel do refluxo nos sintomas de cansaço e rouquidão. Muitas vezes eles estão juntos, mas um não é a causa do outro. Observa-se que existe uma relação muito próxima do esôfago com o aparelho respiratório. Dessa forma, as doenças do pulmão, como a asma, podem alterar o funcionamento normal do esôfago e vice-versa. Crianças com suspeita de refluxo, em razão de sintomas respiratórios, são as que mais frequentemente precisam fazer exames sofisticados e invasivos, como a pHmetria esofágica. Em tal contexto, é necessário saber quando e como indicar esse exame, e também como interpretá-lo. Para essas crianças, vêm sendo prescritas com frequência medicações inibidoras do ácido. Mas, como já comentado, essa situação deve ser avaliada com cautela, tendo em vista o número considerável de efeitos colaterais que essas substâncias podem causar.

8. Como se faz o diagnóstico de DRGE na criança? Quais os exames que devem ser realizados?

Como já referido, o que define em crianças se o refluxo é doença ou não é a presença ou ausência de sintomas associados à regurgitação. Nesse contexto, cabe reforçar: o bebê que regurgita, mas está bem e cresce normalmente, não deve ser submetido a nenhum exame. Nas crianças portadoras de DRGE, os exames são realizados com três finalidades: descartar causas secundárias de refluxo (como obstrução anatômica no sistema digestório ou esofagite eosinofílica); investigar se os sintomas estão relacionados com a DRGE (no caso de crianças com sintomas respiratórios); avaliar eventuais complicações da doença. A maioria dos exames é de difícil realização (alguns exigem internação ou sedação e exposição à radiação). Além disso, apresentam dificuldade na interpretação. Acrescente-se ainda o alto custo financeiro. Portanto, os exames devem sempre ser indicados e realizados com cautela e de forma muito criteriosa, a fim de evitar expor as crianças a riscos desnecessários e sem benefício concreto.

9. Em que posição eu devo colocar meu bebê com refluxo para dormir?

A maioria dos estudos afirma que o posicionamento do bebê pouco interfere na ocorrência de refluxo gastroesofágico. No entanto, uma postura adequada, combinada com outras orientações importantes, ajuda no tratamento da DRGE. A melhor posição no berço é aquela com o lado esquerdo para baixo. A elevação da cabeceira do berço, embora faça parte do tratamento inicial na grande maioria dos serviços de pediatria, deve ser feita com cuidado. Caso seja inadequada, pode até piorar o refluxo, pouco ajudando no controle dos sintomas. O bebê deve ser levemente elevado para não escorregar. Não deve ser colocado na posição meio sentada, nem em bebê-conforto ou cadeirinhas (exceto no transporte em veículos, por questão de segurança). Na posição sentada ou semissentada, o bebê poderá ficar com o tórax tombando sobre o abdômen, aumentando a pressão sobre o estômago, piorando assim o refluxo.

Outros cuidados devem ser adotados, tais como evitar o uso de roupas apertadas; trocar a fralda antes das mamadas para não ter que fazer isso em seguida; não movimentar muito nem deitar o bebê logo após a alimentação. As crianças com mais idade e também os adolescentes não devem alimentar-se antes de dormir, exceto se forem desnutridas.

10. Meu bebê que golfa deve tomar leite engrossado, adotando-se a fórmula antirregurgitação (AR)?

Não há evidência de que as fórmulas alimentares espessadas diminuam os episódios de refluxo. Elas apenas reduzem as regurgitações, podendo até aumentar o tempo de contato do ácido com o esôfago. Portanto, não devem ser utilizadas em crianças com esofagite (inflamação do esôfago). O uso de mucilagens (massas) caseiras acrescidas ao leite pode ter como efeito colateral o ganho excessivo de peso, devendo ser evitado. Por tais motivos, modificação da fórmula para AR deve ser feita apenas em situações especiais e sempre com acompanhamento do ganho de peso, além da observação de sintomas que possam indicar esofagite.

11. **Em relação aos bebês que estão em aleitamento materno, é preciso modificar alguma coisa na forma de amamentar?**

O leite materno é facilmente digerido e contribui para reduzir a ocorrência de refluxo patológico. Não se deve interferir no aleitamento materno, pois as tentativas de fracionamento ou qualquer outra interferência podem levar ao desmame. Não há nenhuma vantagem em substituir o leite materno por quaisquer fórmulas indicadas para o tratamento do refluxo. Alguns bebês que mamam golfam bastante, sem, contudo, haver indicação de que estão doentes. Isso ocorre porque o bebê que está mamando vai ao seio não apenas por fome, mas também para se acalmar e ficar perto da mãe (trata-se de uma necessidade fisiológica do início da vida). Além disso, o bebê pequeno ainda não tem noção perfeita da própria saciedade (quando o estômago está cheio), ingerindo mais leite do que consegue digerir. Alguns estudiosos do desenvolvimento humano dizem que golfar no início da vida é importante. Funciona como se fosse uma sinalização para o cérebro do bebê de que não precisa mais comer, evitando o ganho de peso excessivo, que é fator de risco para muitas doenças.

12. **Na criança com refluxo e que já consome outros alimentos, além do leite, como deve ser a alimentação? Pode consumir frutas, tomate e "outros ácidos"?**

Não existe qualquer evidência de que evitar as frutas ácidas traz benefícios ao tratamento do refluxo gastroesofágico em crianças. Convém lembrar que esses alimentos são fonte importante de vitaminas, minerais e fibras. Crianças têm maior necessidade desses nutrientes, pois estão crescendo, de modo que sua falta pode contribuir para o surgimento de algumas doenças. No entanto, devem ser evitados os sucos e as refeições em grandes volumes, além de alimentos muito gordurosos. Todos esses fatores aumentam o volume do estômago durante as refeições, dificultando seu esvaziamento e favorecendo a ocorrência do refluxo.

É importante lembrar que crianças e adolescentes necessitam de uma nutrição mais completa do que os adultos, pois estão crescendo. Existem evidências de que dietas muito restritivas podem levar a alterações no crescimento. Algumas consequências podem ser irreversíveis, como, por exemplo, perda de estatura e de massa óssea, anemia e outros déficits nutricionais.

Nesse contexto, é oportuno mais um lembrete: a dieta que é saudável para o adulto nem sempre também é para a criança. É preciso ter cuidado quando se retira algum alimento da dieta de uma criança, pois isso poderá repercutir mais na sua nutrição do que pensamos. Uma alimentação saudável, feita com produtos naturais da região, contendo vegetais, grãos, cereais, carnes, peixes, ovos, raízes e leite, preparada em casa com carinho e sem uso excessivo de substâncias industrializadas, é a mais indicada para a criança com refluxo.

DOENÇA DO REFLUXO GASTROESOFÁGICO E SONO

Antônio Soares Aguiar Filho ▪ Gláucio Nóbrega de Souza

Sono e refluxo gastroesofágico andam de mãos dadas. Um consegue ser forte amigo e aliado do outro; mas podem vir a ser, em algumas ocasiões, grandes inimigos entre si. Durante o sono, ocorrem alguns processos que poderão facilitar o surgimento da doença do refluxo gastroesofágico nos indivíduos predispostos a esse distúrbio.

Isso acontece porque, ao deitarmos para dormir, verifica-se, naturalmente, maior tendência à ocorrência do refluxo gastroesofágico, pois o estômago fica, praticamente, no mesmo nível do esôfago. Nessa posição, dá-se a perda do efeito da força da gravidade sobre o conteúdo gástrico e, com isso, o conteúdo do estômago pode retornar mais facilmente para o interior do esôfago. Esse processo é fisiológico e ocorre sem que se perceba, não indicando, necessariamente, a presença da DRGE.

Além da ausência da ação antirrefluxo da gravidade, na posição deitada para dormir, observa-se também que, durante o sono, ocorre diminuição acentuada de alguns processos protetores do esôfago, em relação à agressão do ácido que poderá refluir do estômago para o seu interior. São mecanismos fisiológicos e que ocorrem, frequentemente, durante o estado de vigília (quando estamos acordados). São denominados de ações de clareamento e de tamponamento esofagianos, mas que, durante o sono, encontram-se prejudicados.

Quando dormimos, ocorre certa diminuição na quantidade da saliva produzida durante a noite. A saliva tem ação neutralizadora, tamponante e depuradora sobre o conteúdo gástrico refluído, que é, geralmente, ácido. Além desse fato, ocorre também uma redução importante no número de deglutições. Esses dois mecanismos descritos podem contribuir para o surgimento das lesões no esôfago, caso ocorra o refluxo gastroesofágico em níveis patológicos, ou seja, acima do normal.

Para agravar ainda mais o quadro mencionado acima, observa-se também que, durante o sono, ocorre uma queda no peristaltismo do esôfago (aquelas ondas de contração que se seguem ao processo de deglutição). Em consequência, permanece apenas o peristaltismo espontâneo do órgão, com algumas poucas ondas que se seguem à deglutição. Esse fenômeno, juntamente com os demais relatados, poderá contribuir, da mesma forma, para o surgimento de lesões esofágicas, naqueles pacientes portadores da DRGE.

Todos esses fatores expostos podem vir acrescidos ainda de uma situação muito comum no cotidiano das pessoas, que vem agravar mais o quadro. É o que ocorre, por exemplo, quando um indivíduo se alimenta copiosamente antes de ir para a cama dormir, e, além disso, ainda toma bastante líquido junto com a refeição.

O resultado é um cenário bastante favorável à ocorrência do refluxo patológico durante o sono, uma vez que o estômago está repleto de alimentos e líquidos, com o indivíduo na posição horizontal. Caso esse hábito seja rotineiro (agravado se o indivíduo for obeso), cria-se uma situação de altíssimo risco para que a doença venha a se desenvolver nas suas formas mais severas, além do que, são também gerados transtornos consideráveis para a qualidade do seu sono.

Convém lembrar, ainda, que a utilização de alguns medicamentos (por exemplo, os ansiolíticos), bem como a ingestão de bebida alcoólica antes de dormir, podem agravar sobremaneira a situação. É o caso, por exemplo, daquele executivo estressado e obeso, que não faz exercícios físicos, que toma medicações ansiolíticas para enfrentar o estresse do dia a dia e que trabalha até mais tarde. Quando chega a casa tarde da noite, além de jantar antes de dormir, toma algumas doses de bebida alcoólica "para relaxar", porque "não é de ferro". Essa é outra combinação perfeita para doença se instalar.

Outro aspecto relevante, já relatado em capítulos anteriores, é a possibilidade de que o conteúdo refluído do estômago para o interior do esôfago venha a atingir a região da laringe. Esse fenômeno pode levar o paciente a experimentar uma sensação muito desagradável, descrita como se ocorresse um afogamento durante o sono, ou, como é denominada cientificamente, de sufocação noturna.

Nessa situação, o paciente acorda, subitamente, no meio da noite, senta-se na cama ou, literalmente, pula dela, levando a mão ao pescoço, como se estivesse engasgado. Muitas vezes, fica sem voz e até sem respirar, com a sensação de morte iminente, como se estivesse se afogando nas próprias secreções, no próprio suco gástrico. Quem já passou por essa experiência sabe exatamente quão desagradável e desesperadora é essa sensação.

Há um fato também relevante e digno de nota, já demonstrado em estudos científicos. É que o refluxo patológico que ocorre em posição supina (com o paciente deitado, durante o sono), independentemente do motivo, relaciona-se com as formas mais graves da esofagite por refluxo, bem como com as manifestações mais complicadas da doença, conforme já mencionado. Esse aspecto é de extrema importância dentro do planejamento terapêutico, e deverá ser considerado.

No que diz respeito à avaliação médica especializada da qualidade do sono, existe um método que analisa, por diversos parâmetros, as características e o comportamento do sono do indivíduo durante a noite inteira, denominado polissonografia. Estudos polissonográficos em pacientes portadores de DRGE comprovam que o refluxo gastroesofágico patológico noturno está associado aos vários episódios de despertar ou de microdespertares (superficialização do sono) que ocorrem durante a noite. Esse fato é referido pelo próprio paciente, ou pela pessoa que dorme ao seu lado, com relatos de sono agitado, com o paciente se mexendo muito na cama durante a noite, ou levantando-se várias vezes para ir ao banheiro ou à cozinha para tomar água, por exemplo. Os despertares ou microdespertares podem ser secundários aos múltiplos episódios de refluxo gastroesofágico. Podem também ser consequência de um fenômeno chamado apneia do sono, indicando que o paciente apresentou uma parada respiratória enquanto dormia. Esses dois fatores poderão estar presentes durante o sono, sendo os grandes responsáveis pela ocorrência de distúrbios no sono do paciente.

Adicionalmente, surge uma situação ainda mais preocupante e que pode, inclusive, interferir até na vida afetiva dos que dormem juntos. É que não mais uma, porém, duas pessoas deixam de dormir bem: aquela que deita ao lado e o próprio indivíduo acometido por esses problemas. Situações como essas prejudicam, demasiadamente, a qualidade do sono, impedindo que ambos obtenham o tão desejado sono com padrão restaurador. Aquele em que, no dia seguinte, faz com que a pessoa acorde realmente disposta para as atividades rotineiras.

Assim, com o refluxo gastroesofágico patológico ocorrendo durante o sono, juntamente com a presença de múltiplos episódios de parada respiratória (descrito logo em seguida), essa sensação de bem-estar inexiste ou fica prejudicada na manhã seguinte. Na realidade, ao despertar, o indivíduo relata que não dormiu direito, tendo a sensação de carregar um enorme fardo logo cedo da manhã, sem coragem para enfrentar os desafios do dia a dia.

SÍNDROME DA APNEIA E HIPOPNEIA OBSTRUTIVA DO SONO (SAHOS)

A síndrome da apneia e hipopneia obstrutiva do sono (SAHOS) é uma condição muito frequente na população, com repercussões sérias na saúde dos pacientes portadores do problema. Tem sido cada vez mais diagnosticada, sobretudo em pacientes obesos.

Esse distúrbio caracteriza-se pela ocorrência repetitiva da obstrução total (apneia) ou parcial (hipopneia) das vias aéreas superiores durante o sono, ao nível da faringe e da laringe. Essa obstrução provoca uma redução na oxigenação do sangue (saturação do oxigênio), podendo chegar a níveis preocupantes. É diagnosticada por meio de um exame médico denominado polissonografia, conforme já relatado nesse capítulo.

Quando o indivíduo para de respirar durante o sono, seu organismo entra em estado de alerta máximo, fazendo com que se acorde para voltar a encher seus pulmões de ar normalmente. Estima-se que uma pessoa obesa, portadora da síndrome da apneia e hipopneia obstrutiva do sono (SAHOS), superficialize o seu sono, aproximadamente, 500 vezes durante a noite.

Esse fato tem significado extremamente relevante na qualidade do sono do paciente, como já assinalado, pois a pessoa definitivamente não dorme bem. Por inúmeras vezes, sai de um estágio de sono profundo, em que acontece a recuperação plena das energias gastas durante o dia, o sono restaurador, para um sono superficial, que se aproxima do estágio de alerta, aquele observado quando se está acordado. Na condição de SAHOS, o indivíduo mexe-se muito durante a noite (microdespertares), apresentando um sono agitado, chegando até mesmo a despertar.

Pela manhã, a sensação do indivíduo portador da SAHOS é de quem teve uma péssima noite de sono, de quem apenas passou pela noite. Resultado: ao acordar, tem a impressão de que não dormiu nada bem. Acorda cansado, com dor pelo corpo, às vezes até com cefaleia (dor de cabeça), uma vez que o cérebro não foi adequadamente oxigenado durante a noite. Nesse estado, fica difícil levantar-se para os desafios do dia a dia. É um verdadeiro fardo sobre os ombros.

Relacionam-se abaixo alguns fatores que podem predispor o indivíduo ao aparecimento da SAHOS:

- pacientes obesos;
- sexo masculino;
- indivíduos com aumento da circunferência do pescoço ou com pescoço curto;
- pacientes portadores de tonsilas palatinas (amígdalas) e tonsilas faríngeas (adenoides) com aumento de tamanho;
- pacientes portadores de alterações craniofaciais (por exemplo, queixo pequeno e retraído, língua grande);
- indivíduos que consomem bebidas alcoólicas;
- pacientes em uso de medicações ansiolíticas;
- indivíduos com história familiar de ronco e apneia do sono.

Os sinais e sintomas indicadores da SAHOS podem ser, didaticamente, divididos em noturnos e diurnos, de acordo com o período em que são emitidos.

A) Sinais e sintomas noturnos:
- ronco alto;
- paradas respiratórias durante o sono;
- sufocação noturna;
- pernas inquietas;
- sono agitado;
- nictúria (o paciente acorda várias vezes para urinar);
- insônia.

B) Sinais e sintomas diurnos:
- sonolência excessiva, dificultando as atividades corriqueiras;
- diminuição da memória;

- déficit de aprendizado;
- fadiga;
- depressão;
- dores de cabeça;
- impotência sexual.

Além de todos os problemas citados, os pacientes portadores da SAHOS apresentam maior risco de acidentes de trabalho e automobilísticos, de hipertensão arterial, de arritmias cardíacas, de infarto agudo do miocárdio e de acidente vascular encefálico (conhecido como acidente vascular cerebral, derrame ou trombose), havendo, até mesmo, o risco de morte súbita.

E como o refluxo gastroesofágico se comporta nessa situação? Conforme aqui já exposto, durante a ocorrência da SAHOS, as vias aéreas ficam obstruídas ao nível da hipofaringe e da laringe. Por outro lado, o diafragma (músculo que divide o tronco ao meio) permanece se contraindo, gerando uma pressão negativa dentro do tórax, o que puxaria o ar de fora para dentro dos pulmões. Ocorre que o ar não entra, mas o diafragma continua se contraindo. Gera, com isso, uma pressão cada vez mais negativa dentro do tórax (como se a pessoa tivesse puxando o êmbolo de uma seringa, gerando uma pressão negativa dentro dela). Ocorre o mesmo, para efeito comparativo, em termos de pressão, no interior do tórax.

Assim, com a pressão negativa existente no interior do tórax, e o ar não passando de fora para dentro dos pulmões, através da faringe e da laringe, uma vez que estas se encontram fechadas, o suco gástrico é então aspirado do estômago para o interior do esôfago. Como resultado, estabelece-se ou agrava-se a doença do refluxo gastroesofágico e, consequentemente, a qualidade do sono do paciente.

A SAHOS faz parte do grupo de distúrbios de saúde considerados muito importantes, e que requer uma abordagem ampla, multidisciplinar, dentro do planejamento terapêutico. Além das graves consequências acima relatadas, há o risco de sequelas sérias para o paciente, podendo levá-lo, inclusive, a óbito. O problema é delicado, preocupante, mas tem tratamento. Para isso, o indivíduo portador da SAHOS não pode mais adiar sua ida ao médico, sobretudo se houver identificação com os sinais e sintomas descritos nesse capítulo.

DOENÇA DO REFLUXO GASTROESOFÁGICO E GRAVIDEZ

Roberto Magliano de Morais ▪ *Gláucio Nóbrega de Souza*

CAPÍTULO 13

A gravidez é um período ímpar na vida da mulher. Inúmeras transformações são observadas, não só de ordem física e hormonal, mas também no aspecto emocional da gestante. Essa fase de mudanças marca profundamente a vida da futura mamãe, com o organismo materno experimentando modificações e adaptações em todos os órgãos e sistemas. O objetivo maior dessas alterações é um só: levar o parto a bom termo, com segurança e pleno êxito, tanto para a mãe quanto para o bebê. E é muito importante que o médico obstetra converse abertamente com a paciente sobre esse turbilhão de modificações que ocorrem no organismo materno, retirando todas as suas dúvidas porventura existentes.

Do ponto de vista especificamente de mudanças no aparelho digestório, alterações significativas também acontecem, sendo muitas delas percebidas e já conhecidas pela gestante. Neste capítulo, abordar-se-ão as causas, os sintomas, e o tratamento de uma das mais frequentes e importantes modificações que ocorrem durante o período gestacional: o refluxo gastroesofágico e suas consequências.

AS CAUSAS

A progesterona é um hormônio que comprovadamente diminui o trânsito intestinal (lentifica o peristaltismo digestivo normalmente presente). Durante a gestação, sua produção fica bastante aumentada, especialmente a partir da segunda metade, quando passa a ser produzida também pela placenta. Esse aumento nos níveis hormonais da progesterona favorece o surgimento, por exemplo, da constipação intestinal. Contribui também para a retenção (estase) do suco gástrico no interior do estômago, ocorrendo, dessa forma, o refluxo do conteúdo gástrico para o interior do esôfago em graus mais acentuados.

Outro dado importante é que a progesterona provoca o enfraquecimento dos ligamentos que mantêm o esfíncter inferior do esôfago fechado na maior parte do tempo (o esfíncter, como já referido, é aquele anel muscular que fica na transição do esôfago para o estômago). Uma vez que esse anel não esteja funcionando bem, qualquer aumento da pressão intragástrica poderá favorecer o retorno do conteúdo do estômago para o esôfago. Paralelamente, há outro fator que favorece o refluxo gastroesofágico durante a gravidez, só que de ordem mecânica: o crescimento do útero, principalmente no terceiro trimestre da gestação. Esse aumento provoca uma compressão externa do estômago materno e, em decorrência, o retorno de parte do conteúdo gástrico para o esôfago.

SINTOMAS

O período durante o qual as futuras mamães podem apresentar queixas relativas à DRGE coincide com o final do terceiro ou início do quarto mês de gestação. Daí em diante, os sintomas podem vir a piorar, gradativamente, tanto em termos de frequência como de intensidade. Ademais, a presença da esofagite por refluxo, com a ocorrência propriamente dita de lesões na mucosa do esôfago, por conta desse retorno do conteúdo ácido do estômago para o seu interior, não é fato comum, exceto naquelas pacientes que já tinham a DRGE antes da gravidez. No entanto, é importante ressaltar que a simples gravidez não significa que, obrigatoriamente, a gestante apresentará os problemas decorrentes do refluxo gastroesofágico. Algumas mulheres concluem todo o período gestacional sem nada sentirem nesse aspecto. Por outro lado, muitas vezes, o diagnóstico da DRGE deixa de ser realizado durante a gravidez, porque os sintomas da doença são muito variados, confundindo-se até com aqueles típicos do período gestacional.

No que diz respeito às queixas propriamente ditas relativas à DRGE, observa-se que não há distinção entre o que uma grávida portadora do refluxo gastroesofágico patológico sente e a população adulta em geral. Os sintomas são semelhantes, com todas as suas variantes possíveis. A frequência da ocorrência dessas queixas também obedece aos mesmos índices epidemiológicos observados na população em geral, quando se comparam, por exemplo, os sintomas mais comuns da doença (azia e regurgitação) com aqueles referentes às manifestações extradigestivas da doença.

Nas consultas da grávida com o gastroenterologista ou com o obstetra, durante o pré-natal, a queixa mais comumente relatada é a azia (cientificamente denominada de pirose). De tão comum durante a gravidez, as gestantes chegam até a acreditar que a azia não é um problema em si, exceto se trouxer muito desconforto no seu dia a dia, quando então procuram por assistência médica.

Frequentemente, a azia é relatada pelas gestantes como "algo queimando e que sobe, desde a região do estômago, passando pelo peito, até a região do pescoço". No período gestacional, apresenta algumas características importantes, além da sua frequência. Uma delas é que costuma acentuar-se à medida que a gravidez avança, requerendo então uma abordagem mais criteriosa nessas circunstâncias. Outro aspecto também relevante e digno de nota é que essa queixa habitualmente desaparece logo após o parto. No entanto, caso a azia persista após o nascimento do bebê, conclui-se que a grávida já era portadora da DRGE antes da gestação, conforme dados atuais da literatura. Significa que, durante a gravidez, o quadro clínico apenas se acentuou.

Do ponto de vista prático, durante as consultas do pré-natal, observa-se que a maioria das pacientes se queixa do agravamento da sintomatologia relacionada com o refluxo, quando se alimentam antes de se deitarem, à noite. Naturalmente, não poderia ser diferente, pois fazem exatamente o que não é recomendado pela medicina, ainda mais na condição de gestante, com fatores hormonais e anatômicos presentes e que favorecem a DRGE. Há ainda alguns casos de grávidas cujas queixas de azia são tão acentuadas que elas preferem alimentar-se quase que apenas uma vez ao dia. Com essa medida buscam evitar os sintomas intensos que surgem após as refeições. Outras preferem adormecer à noite em uma cadeira "tipo do papai", para evitar as consequências sintomáticas que surgem no período noturno, sobretudo se jantarem um pouco mais tarde. Trata-se, no entanto, de uma conduta correta, sendo também válida para a denominada soneca após o almoço.

Outras queixas relativas à DRGE também podem ser observadas nas grávidas. É o caso da regurgitação, fenômeno frequentemente observado no período gestacional, mas em proporções inferiores à azia. Algumas mulheres podem apresentar sintomas extradigestivos, como tosse seca e repetida, dor de garganta (faringite de repetição), pigarro e rouquidão.

No dia a dia da prática obstétrica, é possível identificar, já durante o pré-natal, quais as gestantes que provavelmente apresentarão queixas de azia no decorrer da gravidez. Pode-se chegar a esse diagnóstico porque há fatores de risco facilmente identificáveis que, no conjunto, sinalizam para um possível surgimento da doença durante a gestação. Os principais são os seguintes:

A) **Idade gestacional:** quanto mais avançada a gravidez maior a probabilidade de a gestante apresentar queixas associadas à DRGE.
B) **Histórico de azia antes de engravidar:** se a gestante apresentou queixas de azia durante a primeira gestação, é bem provável que o problema retorne nas próximas gestações.
C) **Múltiplas gestações:** quanto maior o número de gestações, maior a probabilidade de ocorrência do refluxo gastroesofágico.

DIAGNÓSTICO

O diagnóstico clínico da DRGE na gestante é, de maneira geral, o mesmo estabelecido para aquelas pacientes não grávidas. As queixas mais frequentemente apresentadas pelas gestantes portadoras de DRGE são semelhantes àquelas da população em geral acometidas pelo refluxo patológico: azia e regurgitação. No entanto, a investigação diagnóstica no grupo das pacientes grávidas é diferente. Em regra, os exames habitualmente empregados não deverão ser realizados, salvo em situações especiais.

A endoscopia digestiva, por exemplo, que é o exame mais utilizado na investigação diagnóstica da DRGE, pode levar riscos para a gestante e para o feto. Portanto, somente deverá ser realizada excepcionalmente, e naqueles casos clinicamente mais complexos. Em tais situações, deve ser feita com rigorosa monitorização, tanto da mãe como do feto, com todo o cuidado no emprego da sedação.

TRATAMENTO CLÍNICO

A gestante portadora da DRGE tem à sua disposição uma gama de possibilidades terapêuticas. Existem até mesmo soluções caseiras eficazes para aliviar os sintomas decorrentes dessa enfermidade. O objetivo principal da abordagem terapêutica da gestante com queixas associadas ao refluxo gastroesofágico é o alívio dos sintomas. Em seguida, cuida-se da cicatrização das lesões, da prevenção da recidivas e das complicações da doença. O mais importante, durante o tratamento, é a busca incessante pela melhoria da qualidade de vida da gestante e, consequentemente, da sua gravidez.

Do ponto de vista didático, costuma-se conduzir o tratamento clínico da DRGE, conforme já mencionado, em duas direções: as recomendações gerais, comportamentais e dietéticas, acrescentando, se necessário, o tratamento farmacológico propriamente dito, com algumas ressalvas e cuidados especiais. Não há grandes dificuldades em relação às orientações nutricionais da gestante portadora da DRGE. Todavia, deve-se, preferencialmente, adotar uma abordagem multidisciplinar, de modo que o obstetra trabalhe em conjunto com o profissional da nutrição e, algumas vezes, com o gastroenterologista.

Devem-se levar sempre em consideração as particularidades dietéticas habitualmente presentes durante a gestação. É importante respeitar as preferências e as rejeições alimentares de cada gestante, independentemente da presença ou não da DRGE. Há diversas opções de cardápio que poderão ser apresentadas e ofertadas à grávida pela nutricionista, juntamente com as listas de substituições alimentares. Esse cuidado torna a terapêutica dietética da DRGE na grávida bem mais fácil de ser implementada, sendo fundamental para o sucesso desse tratamento.

Importante ressaltar que, quando da elaboração do plano dietético da gestante, não deverão constar no cardápio aqueles alimentos irritantes da mucosa gastroesofágica. Além disso, deve-se adotar o fracionamento da dieta no decorrer do dia. Portanto, a gestante deverá alimentar-se menos, por vez, e mais vezes durante o dia, evitando também ingerir líquidos durante as refeições. De forma alguma deve deitar-se logo em seguida. O jantar deverá ocorrer cedo da noite, admitindo-se apenas um pequeno lanche (uma fruta, por exemplo) próximo do horário de dormir. A gestante deverá também evitar aqueles alimentos que podem motivar as queixas de azia ou regurgitação, ou quaisquer outras manifestações da DRGE.

DOENÇA DO REFLUXO GASTROESOFÁGICO E GRAVIDEZ 69

A seguir são indicadas as principais orientações comportamentais que devem ser dadas às gestantes:
- jantar cedo;
- comer devagar e mastigar bem os alimentos;
- diminuir as porções e fracionar a dieta;
- não se deitar após as refeições;
- fazer refeições leves à noite;
- evitar tomar líquidos durante ou logo após as refeições;
- evitar encher demais o estômago durante as principais refeições;
- elevar a cabeceira da cama em cerca de 12 a 15 cm, caso a gestante apresente queixas acentuadas de refluxo durante a noite;
- evitar a obesidade.

Já em relação ao cardápio, as seguintes recomendações dietéticas deverão ser adotadas pelas gestantes. Basicamente, elas devem evitar:
- café, refrigerantes, bebidas alcoólicas e água com gás;
- o excesso de frutas ácidas (laranja, limão e abacaxi);
- pimenta e enlatados;
- frituras e comidas gordurosas;
- *ketchup*, mostarda e menta;
- doces e chocolates;
- produtos à base de tomate;
- alimentos que provoquem azia e regurgitação.

Embora essas medidas sejam, em geral, suficientes, a gestante portadora da DRGE pode requerer uma abordagem terapêutica mais eficaz, uma vez que esse distúrbio tende a se agravar ao longo da gestação. Nesta obra, há um capítulo específico sobre a dieta do paciente portador de DRGE.

TRATAMENTO MEDICAMENTOSO
Na administração de medicações durante a gravidez, deve-se ter sempre em mente que mãe e feto são indissociáveis. A grande maioria dos medicamentos ministrados à mãe passa pela placenta e chega ao feto, podendo alguns ser nocivos a ele. Portanto, o feto deve receber a máxima proteção ao se pensar em prescrever medicações para gestante. Há de se considerar, por outro lado, que não utilizar as medicações indicadas e necessárias, prescritas pelo médico durante a gravidez, poderá, igualmente, trazer prejuízos ao feto e também à mãe. No caso de gestante portadora da DRGE, convém assinalar que essa afecção requer uma abordagem terapêutica mais eficaz, considerando os fatores já abordados. Além disso, a ocorrência do refluxo gastroesofágico patológico não tratado durante a gravidez poderá motivar ou até agravar os sintomas de náuseas usualmente observados durante a gestação.

O tratamento medicamentoso da DRGE durante a gestação já está bem difundido e estabelecido na literatura médica. No entanto, é importante ressaltar que se deve evitar, ao máximo, o uso de medicações durante a gravidez, sobretudo no primeiro trimestre da gestação, por conta do risco de malformações fetais e abortamentos. Nesse período, ocorre uma infinidade de multiplicações celulares, deixando o feto muito vulnerável e sensível à ação de agentes externos.

É preciso sempre considerar as prováveis interferências dos fármacos sobre essa multiplicação celular e, portanto, sobre a embriogênese (geração do embrião). Alguns podem trazer potenciais riscos de nascimentos de bebês com sérias malformações, além dos possíveis abortamentos ou partos prematuros. Os ensaios clínicos necessários para se observar os efeitos terapêuticos e teratogênicos de determinadas medicações, quando administrados durante a gravidez, tornam-se proibitivos, uma vez que atentam contra a dignidade da existência humana e, portanto, jamais deverão ser realizados. Por isso, em sua maioria, a análise e a descrição de possíveis efeitos de medicamentos utilizados durante gestação sobre o feto são retrospectivas. Em outras palavras, tomam por base a história e o exame de filhos de mães cujos fetos foram expostos a determinado fármaco durante a gravidez, sem que as gestantes tivessem conhecimento. Nesses casos, as mães tomaram medicações durante a gravidez, sem saberem que estavam grávidas.

Preocupada com esse fato, e de posse de dados científicos e de experimentos em animais de laboratório, a comunidade científica internacional vem chamando a atenção para o risco da utilização de medicamentos durante a gravidez. Algumas recomendações já estão bem estabelecidas na literatura pertinente. As mesmas orientações recomendadas para quaisquer medicamentos que, porventura, venham a ser utilizados durante a gestação valem também para as grávidas portadoras da doença do refluxo gastroesofágico. Significa que só podem ser utilizados se forem realmente necessários e quando indicados pelo médico, que sempre deve avaliar os riscos para a mãe e, sobretudo, para o bebê. A gestante, sob nenhuma hipótese, deverá fazer uso de medicações por conta própria, a denominada automedicação.

Atualmente, existe uma classificação de risco quanto ao uso de medicamentos durante a gravidez, reformulada pela *Food and Drug Administration* (FDA), a agência reguladora de alimentos e medicamentos dos Estados Unidos. Essa classificação, adotada por vários países, inclusive pelo Brasil, expressa os níveis de risco que os fármacos representam para o feto, ou seja, o risco gestacional. Está dividida nas categorias A, B, C, D e X, conforme análise a seguir.

- *Categoria A:* os estudos controlados realizados em gestantes não demonstraram risco ao feto no primeiro trimestre (não havendo também evidência de risco nos demais trimestres). A possibilidade de danos ao feto parece remota.

- *Categoria B:* os estudos em reprodução animal não demonstraram risco fetal, embora não haja estudos controlados realizados em mulheres grávidas, ou então os estudos em reprodução animal demonstraram efeitos adversos (não relacionados com a diminuição da fertilidade). Porém, esses efeitos não foram confirmados em estudos realizados em mulheres no primeiro trimestre (não havendo, também, evidência de risco nos demais trimestres).
- *Categoria C:* os estudos em animais revelaram efeitos adversos sobre o feto (teratogênico, embriocida ou outro). No entanto, não há estudos controlados realizados em mulheres, ou os estudos em mulheres e animais não estão disponíveis. Os fármacos devem ser empregados somente se o benefício justificar o risco potencial ao feto.
- *Categoria D:* há evidência de risco sobre o feto humano. No entanto, os benefícios do uso desses fármacos por mulheres gestantes podem ser justificáveis, a despeito do risco (o fármaco é necessário em uma situação de ameaça à vida ou no caso de uma doença grave para a qual fármacos mais seguros não possam ser usados ou sejam ineficazes).
- *Categoria X:* estudos em animais ou em humanos demonstraram anormalidades fetais; ou então há evidência de risco fetal com base em experiência feita em humanos, ou em ambos. O risco de uso do fármaco em mulheres gestantes excede claramente qualquer possível benefício. O fármaco é contraindicado para gestantes ou mulheres que possam engravidar no decorrer do tratamento.

No caso de fármacos não incluídos nessa classificação, pode-se recorrer a outras categorizações, como ao *Australian Drug Evaluation Committee – ADEC*, discriminada a seguir.

- *Categoria A:* fármacos usados por grande número de gestantes ou mulheres em idade gestacional, sem evidência de aumento da frequência de malformações ou de efeitos adversos no feto, sejam diretos ou indiretos.
- *Categoria B1:* fármacos usados por um limitado número de gestantes ou mulheres em idade gestacional, sem evidência de aumento da frequência de malformações ou de efeitos adversos no feto, sejam diretos ou indiretos. Estudos em animais não evidenciaram aumento na ocorrência de dano fetal.
- *Categoria B2:* fármacos usados por limitado número de gestantes ou mulheres em idade gestacional, sem evidência de aumento da frequência de malformações ou de efeitos adversos no feto, sejam diretos ou indiretos. Estudos em animais são inadequados ou inexistentes, mas os dados disponíveis não evidenciaram aumento na ocorrência de dano fetal.
- *Categoria B3:* fármacos usados por um limitado número de gestantes ou mulheres em idade gestacional, sem evidência de aumento da frequência de malformações ou de efeitos adversos no feto, sejam diretos ou indiretos. Estudos em animais evidenciaram aumento na ocorrência de dano fetal, cuja significância é incerta em humanos.

- *Categoria C:* fármacos que, sabida ou supostamente, induzem efeitos nocivos reversíveis no feto humano e no neonato, sem causar malformações.
- *Categoria D:* fármacos que, sabida, suposta ou provavelmente, induzem malformações no feto humano ou dano irreversível. Estes fármacos podem causar ainda outros efeitos adversos.
- *Categoria X:* fármacos com alto risco de causar dano permanente no feto. Não devem ser usados por mulheres gestantes ou quando há suspeita de gravidez.

O arsenal terapêutico à disposição do médico que vai cuidar da gestante com a DRGE é amplo, devendo sempre ser utilizado com muito critério, controle e cautela. É importante ressaltar que esses medicamentos deverão ser administrados em associação às medidas dietéticas e comportamentais já mencionadas. No tratamento de gestantes portadoras da DRGE, devem ser observadas as tabelas e classificações acima descritas, assim como as medicações a serem utilizadas. Orientações complementares vão depender de cada caso, sempre em ordem crescente em termos de rigor.

As medicações habitualmente utilizadas, dentro do rol disponível para o tratamento da DRGE durante a gravidez, incluem os antiácidos, o sucralfato, o alginato, os bloqueadores dos receptores H2 e os inibidores da bomba de prótons.

Antiácidos

Constituem-se nas medicações mais frequentemente utilizadas pelas gestantes com quadro de DRGE. Os antiácidos são considerados como de primeira linha no tratamento, após a implementação inicial das medidas dietéticas e comportamentais. No entanto, atuam mais como alívio da sintomatologia ou atenuação dos sintomas, uma vez que seriam necessárias várias doses, no decorrer do dia, para se obter o efeito terapêutico desejado (cicatrização das lesões, além do alívio das queixas).

Portanto, podem e devem ser utilizados. Todavia, algumas observações e cuidados são necessários. Determinados tipos de antiácidos deverão ser evitados, a exemplo daqueles que contêm, em sua composição, o bicarbonato ou o trissilicato de magnésio. Esses antiácidos poderão provocar danos ao feto ou à mãe, como, por exemplo, retenção de líquidos e alcalose (bicarbonato – risco C). Por outro lado, os antiácidos à base de alumínio e cálcio são os mais aceitos pela comunidade científica. Seu uso é recomendado durante a gravidez, para tratar os sintomas da DRGE, uma vez que não apresentaram efeitos teratogênicos em estudos de laboratório nos animais de experimentação.

Sucralfato (protetor da mucosa)

O sucralfato é uma substância formada pelo octossulfato de sacarose e hidróxido de polialumínio. Trata-se, portanto, de um sal de hidróxido de alumínio e de sacarose. Quando administrado por via oral, adere ao tecido inflamado, formando um gel viscoso protetor da superfície do tecido. Com isso, recobre a mucosa gástrica e duodenal, protegendo-a, com essa barreira viscosa, da ação lesiva do ácido, da pepsina e dos sais biliares. Muito pouco do sucralfato é absorvido pelo aparelho digestório, o que torna seu uso seguro durante a gravidez. Uma das desvantagens do sucralfato consiste na necessidade de múltiplas administrações durante o dia, dificultando, assim, a adesão da paciente ao tratamento proposto. Já no que diz respeito aos efeitos colaterais observados com o seu uso, relata-se a constipação, por conta do alumínio presente na sua composição. Há também a sensação de boca seca, além de queixas de desconforto abdominal. Porém são eventos raros.

Considerando que a absorção do sucralfato pelo aparelho digestório é mínima, conforme já descrito. Eventos adversos não foram relatados durante estudos experimentais de reprodução. Trata-se, assim, de uma substância que poderá ser utilizada, de forma segura, na abordagem terapêutica da gestante com queixas de azia, mesmo no primeiro trimestre da gestação. Como já referido, as medicações devem estar associadas às medidas dietéticas e comportamentais, sobretudo quando essas condutas iniciais não forem eficazes para controlar as queixas relativas à DRGE.

Alginato

O alginato de sódio é um polissacarídeo derivado de algas marinhas. Apresenta um eficaz mecanismo antirrefluxo, uma vez que, por meio de uma ação física, forma uma espécie de capa sobrenadante. Ela flutua no interior do estômago, acima do conteúdo gástrico, não permitindo, em princípio, o retorno do suco gástrico do interior da câmara gástrica para o esôfago, por conta desse efeito tampão.

Estudos científicos sinalizam para os efeitos benéficos do alginato durante a gravidez, sobretudo para aquelas pacientes portadoras da DRGE leve, que apresentam queixas de refluxo logo após as refeições. Há que se atentar, no entanto, para o fato de que algumas formulações no mercado contêm bicarbonato de sódio associado na formulação. Portanto, seu uso não é recomendado com essa apresentação conjunta durante a gestação. Entretanto, estudos realizados em alguns países confirmam a segurança no uso do alginato isolado por mulheres grávidas portadoras da DRGE.

Bloqueadores dos receptores H2 da histamina (BH2)

Os BH2, ao lado dos antiácidos, foram, durante muito tempo, as medicações mais comumente prescritas na abordagem terapêutica da DRGE. Isso aconteceu tanto na população em geral como nas mulheres grávidas, antes do surgimento dos inibidores da bomba de prótons IBP (omeprazol e seus correlatos). Diversos estudos concluíram que os BH2 são medicamentos seguros e que não apresentam risco de malformações fetais. Dessa forma, podem e devem ser utilizados naquelas gestantes que não obtêm melhora das queixas de azia, ou que não respondem às medidas dietéticas e comportamentais inicialmente adotadas.

Nessa classe de medicamentos encontram-se a cimetidina, a ranitidina, a famotidina e a nizatidina, todas pertencentes à classe B, para uso durante a gestação. Estudos e experiências em animais não demonstraram a ocorrência de efeitos teratogênicos. Convém observar que a ranitidina tem sido a mais utilizada e recomendada dentre elas. Por outro lado, alguns estudos têm advertido que a nizatidina deve ser evitada durante a gravidez, em razão de possíveis efeitos teratogênicos. Um desses efeitos é a maior possibilidade de abortamentos espontâneos, bem como de baixo peso do bebê, ao nascer.

Inibidores da bomba protônica (IBP)

Os IBP são considerados, atualmente, os medicamentos com maior potencial para controlar a secreção ácida gástrica. Dentre todos eles, apenas o omeprazol é incluído na categoria C – (Estudos em animais revelaram efeitos adversos sobre o feto – teratogênico, embriocida ou outro, não havendo estudos controlados em mulheres, ou então os estudos em mulheres e animais não estão disponíveis). Os fármacos desse grupo devem ser empregados somente se o benefício esperado justificar o risco potencial ao feto.

Os demais IBP (pantoprazol, lansoprazol, rabeprazol e esomeprazol) são classificados na categoria B – (Estudos em reprodução animal não demonstraram risco fetal, embora não haja estudos controlados realizados em mulheres grávidas. Ou então os estudos em reprodução animal demonstraram efeitos adversos – não relacionados com a diminuição da fertilidade. Porém, esses efeitos não foram confirmados em estudos realizados em mulheres no primeiro trimestre – não havendo também evidência de risco nos demais trimestres).

Lançados no mercado na década de 1980, os IBP são considerados hoje os medicamentos mais potentes para o controle sintomático e de lesões provocadas pela DRGE. Conforme mencionado anteriormente, à exceção do omeprazol, essa classe de medicamentos tem-se mostrado segura quando utilizada durante a gravidez. Não vêm sendo evidenciados, até o momento, efeitos teratogênicos ou risco de malformações congênitas, mortalidade ou morbidade perinatal, nas doses habitualmente empregadas no tratamento da DRGE.

No entanto, os IBP deverão ser utilizados com critério. São indicados para as pacientes grávidas que não respondem às medidas e às medicações inicialmente empregadas, a exemplo dos antiácidos, do sucralfato e dos bloqueadores H2. Ou ainda naqueles casos em que já está instalada a DRGE nas suas formas complicadas. De todos os IBP, o lansoprazol tem sido o mais estudado. Por conseguinte, tem se mostrado o mais seguro para ser utilizado durante a gravidez.

Apenas a título informativo (e também para tranquilizar as gestantes que, porventura, tenham utilizado um IBP no início da gravidez, sem que soubessem que estavam grávidas), há vários estudos na literatura demonstrando a segurança do uso dessa classe de medicamentos durante a gestação. Em todos ficou demonstrado que não houve risco de defeitos congênitos, abortos ou prematuridade, em comparação com as gestantes que não os utilizaram.

Por fim, convém reforçar que os IBP apenas deverão ser utilizados durante a gravidez se criteriosamente prescritos pelo médico, e somente quando todas as outras medidas inicialmente propostas (dietéticas, comportamentais e os outros medicamentos) tiverem sido ineficazes no controle sintomático da DRGE da gestante.

CONCLUSÕES

Em síntese, pode-se afirmar que os casos leves da DRGE durante a gravidez devem ser tratados, a princípio, com as orientações dietéticas e comportamentais, relacionadas, sobretudo, com mudanças no estilo de vida da gestante. No caso das grávidas que não melhoram clinicamente dos sintomas com as condutas inicialmente adotadas, aconselha-se a introdução da terapêutica medicamentosa, como o uso de antiácidos, seguidos do sucralfato. Esses são os fármacos mais indicados.

Na progressão segura do tratamento eficaz da DRGE na gestante, a próxima etapa a ser adotada, caso as medidas anteriores sejam também ineficazes, é a introdução dos bloqueadores H2. Dentre eles, a ranitidina é a medicação mais frequentemente recomendada. Caso a gestante continue não apresentando melhora de suas queixas, após todas essas medidas, entram em cena os inibidores da bomba de prótons (IBP). São medicamentos reservados, portanto, para os casos com sintomatologia de difícil controle ou complicados, que não respondem às medidas anteriormente empregadas. Dentre os IBP, o lansoprazol é o mais utilizado, considerando-se os estudos disponíveis relativos à sua segurança durante a gravidez. No entanto, deverão ser prescritos por curtos períodos de tempo. O médico deve avaliar os riscos e os benefícios, tendo sempre em mente o bem-estar do feto e da mãe.

Por último, convém ressaltar que a gestante não deverá jamais esquecer de procurar o seu médico quando sentir algo. Durante a consulta, poderá esclarecer as suas dúvidas e também obter as orientações corretas. Deve, além disso, evitar a automedicação e cuidar sempre da sua saúde e do bem-estar do bebê.

VERDADES E MITOS SOBRE OS EFEITOS COLATERAIS DO OMEPRAZOL E SEUS CORRELATOS

Gláucio Nóbrega de Souza

CAPÍTULO 14

Nos últimos meses, um assunto tem sido motivo de constante preocupação nos consultórios dos gastroenterologistas, por parte daqueles pacientes que realizam o tratamento contínuo da DRGE: os possíveis efeitos colaterais relacionados com o uso prolongado dos inibidores da bomba de prótons (IBP), ou seja, do omeprazol e dos seus correlatos (pantoprazol, rabeprazol, esomeprazol, lansoprazol e dexlansoprazol). Observa-se, no entanto, que há, na realidade, muita desinformação e até opiniões alarmistas de leigos. Como resultado, alguns pacientes chegam até a suspender o uso da medicação, sem orientação médica, com potenciais prejuízos à sua saúde.

Naturalmente, como ocorre com qualquer outra medicação, existem as indicações e as contraindicações do uso dos IBP. Em outras palavras, haverá sempre os dois lados da moeda. Existem os efeitos desejáveis dos IBP (ação terapêutica), isto é, aqueles resultados benéficos esperados quando do uso da medicação no tratamento da doença, e há também os possíveis efeitos adversos e indesejáveis, os conhecidos efeitos colaterais, provocados pelo uso dessa classe de medicamentos.

Com relação aos inibidores da bomba de prótons (IBP) não poderia ser diferente. No entanto, os efeitos colaterais são infrequentes, e em geral são autolimitados, podendo ser tratados apenas com a simples substituição do tipo de IBP empregado. É importante ressaltar também que são medicações reconhecidamente seguras, desde que corretamente prescritas e acompanhadas pelo médico. Ademais, encontram-se presentes no mercado desde o final da década de 80, existindo, atualmente, vários estudos relativos à segurança do seu uso em humanos.

Nos Estados Unidos da América, os IBP representam a terceira classe de medicamentos mais utilizados pela população, não só sob prescrição médica, mas também porque podem ser adquiridos facilmente nas farmácias, sem receituário médico. Por outro lado, os IBP pertencem a um grupo de medicamentos que possuem uma utilização frequentemente inapropriada e até abusiva, prescritos para uma série de indicações inadequadas e até equivocadas. Em razão desse perfil de utilização em larga escala, seja por indicação médica ou não, há, efetivamente, um histórico de segurança muito grande em relação ao seu uso, tanto pela classe médica como por uma legião de pacientes. No que tange aos efeitos colaterais, há, de fato, algumas reações indesejáveis que poderão surgir, decorrentes do seu uso, sobretudo quando utilizados por longos períodos. Entretanto, a bem da verdade, o risco é muito baixo, com um índice de suspensão da medicação em torno de apenas 1 a 2%.

As reações adversas mais observadas no dia a dia da gastroenterologia, decorrentes do uso dos IBP, podem ser definidas como de curto e longo prazos, respectivamente. As reações mais frequentemente observadas, quando os pacientes iniciam o uso dos IBP, são: cefaleia, diarreia, alergias de pele, tonturas, mal-estar geral e indisposição. No entanto, são queixas leves e raramente requerem a interrupção do tratamento. Já no que diz respeito aos efeitos colaterais a longo prazo, por meses ou anos, algumas alterações têm sido descritas. No entanto, conforme as evidências científicas disponíveis atualmente, não há, de forma inequívoca, uma relação de causa e efeito entre o uso dos IBP a longo prazo e os efeitos adversos relatados. Muitas pesquisas e estudos continuam em andamento, algumas já publicadas, com o objetivo de esclarecer em definitivo e com segurança, questões ainda em aberto relativas aos possíveis efeitos colaterais decorrentes do uso contínuo dos IBP pelos pacientes. A seguir, encontram-se discriminadas as alterações clínicas e laboratoriais mais frequentemente relatadas, secundárias ao uso crônico dos IBP.

Efeitos colaterais descritos com o uso prolongado dos IBP:

- no surgimento de infecções: pneumonia, peritonite e infecção intestinal;
- no metabolismo ósseo: osteoporose e fraturas;
- na redução dos níveis séricos de vitamina B12, magnésio e ferro;
- no surgimento de doenças renais: nefrite intersticial aguda e doença renal crônica;
- no cérebro: quadros de demência, em especial a doença de Alzheimer;
- na cardiologia: infarto do miocárdio (interação do IBP com clopidogrel);

No decorrer deste capítulo, serão feitas também algumas considerações sobre:

- IBP e câncer gástrico;
- IBP e cirrose hepática.

IBP E INFECÇÕES

A utilização dos IBP leva a uma redução da acidez gástrica. O meio ácido consiste em uma barreira protetora para a presença de bactérias no interior do estômago (o ácido gástrico é bactericida). Assim, o uso dessa classe de medicamentos, uma vez levando a uma redução substancial da acidez no ambiente gástrico, poderia favorecer a proliferação de agentes patógenos no aparelho digestório superior. Esse aumento do número de agentes bacterianos, por sua vez, estaria relacionado com maior índice de pneumonia naqueles pacientes que fazem uso prolongado dessa medicação, pela microaspiração pulmonar, quando comparados com a população em geral. Ademais, o uso prolongado dos IBP estaria também relacionado com uma queda na imunidade do paciente, por interferir em uma série de mecanismos do sistema de defesa. Tal fato poderia também contribuir para uma maior ocorrência desse efeito indesejável.

No entanto, apesar de haver realmente uma maior incidência de pneumonia nos pacientes que fazem uso regular dessa medicação, deve-se registrar que essa é uma ocorrência muito rara na prática gastroenterológica. Além desse fato, convém observar que os estudos clínicos ainda não forneceram conclusões definitivas a respeito da possibilidade desse aumento no índice de pneumonia relacionado com o uso de IBP, de forma contínua.

Há ainda um outro tipo de infecção atribuída ao uso prolongado dos IBP e a consequente redução da acidez gástrica. São as infecções entéricas ou intestinais, sobretudo as diarreias causadas pelo *Clostridium difficile*, podendo também ser secundárias ao *Campylobacter jejuni* e à *Salmonella*, por conta de mudanças na microflora intestinal e do consequente supercrescimento bacteriano. No entanto, são todas de ocorrência muito rara e de risco também incerto. Mas, por cautela, recomenda-se não utilizar essa classe de medicamentos indiscriminadamente em pacientes imunodeprimidos, ou em doentes crônicos no ambiente hospitalar. Preconiza-se aguardar que os estudos científicos venham a demonstrar dados mais confiáveis em relação ao seu uso nesse grupo de pacientes, salvo se os benefícios superarem os riscos.

Uma outra alteração que também foi relatada é que mudanças na composição da flora bacteriana intestinal poderiam favorecer a modificações na barreira (permeabilidade) da parede intestinal, favorecendo o surgimento de um quadro descrito como peritonite bacteriana espontânea naqueles pacientes portadores de cirrose hepática. De ocorrência também rara, esta relação também não está, ainda, bem evidente na literatura médica no entanto, tem sido recomendado analisar com cautela e uso do IBP a longo prazo em pacientes com cirrose hepática e ascite (líquido dentro do abdômen).

METABOLISMO ÓSSEO

O uso continuado dos IBP tem sido relacionado, também, com maior risco de fraturas de quadril e coluna vertebral (sobretudo naqueles pacientes acima de 50 anos de idade), bem como a problemas na densidade óssea (osteopenia e osteoporose), secundárias a mudanças na absorção do cálcio, em decorrência de alterações no pH gástrico. Esse risco seria proporcional à duração do tratamento e à dose do medicamento. No entanto, há estudos que contradizem essa possibilidade. Com efeito, conforme dados de literatura disponíveis no presente momento, o uso de IBP não parece acelerar a perda da densidade óssea ou aumentar o risco de fraturas, de modo que o assunto permanece ainda controverso.

Por outro lado, embora essa correlação entre o uso contínuo de IBP e o aumento da possibilidade de fraturas não esteja ainda bem estabelecida na literatura, nos EUA, a *Food and Drug Association* (FDA), agência reguladora de alimentos e medicamentos daquele país, recomendou alterações nas bulas dessa classe de substâncias, alertando que o médico deveria considerar, quando da administração dos IBP, possível aumento no risco de fraturas de punho, quadril e coluna vertebral. Já em relação àqueles pacientes com outros fatores de risco quanto a fraturas e à presença de osteoporose, que necessitam fazer uso prolongado do IBP, deve-se usar sempre o bom senso, com alguns autores recomendando até dosar os níveis de cálcio periodicamente, mas esta conduta não tem sido consensual na prática médica vigente.

ABSORÇÃO DE VITAMINA B12, MAGNÉSIO E FERRO

Magnésio

A redução dos níveis de magnésio no sangue dos pacientes que utilizam continuamente os IBP, secundária à diminuição na sua absorção intestinal, tem sido descrita na literatura. Todavia, é igualmente muito rara, com pouquíssimos casos já registrados. Tais relatos ocorreram, sobretudo, em tratamentos com IBP por períodos acima de um ano. A FDA sugere, no entanto, que os níveis de magnésio sejam verificados antes de se iniciar o tratamento com IBP, especialmente naqueles pacientes que deverão utilizá-lo por longos períodos, e que estejam, paralelamente, fazendo uso de outros medicamentos, como, por exemplo, digoxina e/ou diuréticos. Adicionalmente, a FDA ainda recomenda que seja realizado um controle periódico dos níveis de magnésio no sangue durante o tratamento com IBP. No entanto, a ocorrência rara dessa redução do nível de magnésio naqueles pacientes que utilizam cronicamente o IBP, parece mais apontar para uma reação idiossincrásica, ou seja, semelhante a uma manifestação alérgica ao medicamento, do que propriamente a uma interferência direta dos IBP nos mecanismos de manutenção dos níveis normais do magnésio no sangue.

Ferro

A diminuição dos níveis de ferro no sangue de pacientes que utilizam o IBP de forma contínua tem sido relatada. Ocorreria em consequência da redução na acidez gástrica ocasionada pelo uso dessa classe de medicamentos, uma vez que é sabido que o meio ácido no interior do estômago facilita a absorção do ferro. Entretanto, a redução na absorção desse mineral, secundária ao uso do IBP, não parece ter alguma tradução clínica, ou seja, o surgimento de um quadro com manifestações clínicas secundárias a uma possível anemia ferropriva. Assim, não deverá constituir-se em motivo para preocupação, do ponto de vista médico. Ademais, à luz dos conhecimentos científicos atuais, não há justificativa também para o controle bioquímico periódico dos níveis de ferro em pacientes submetidos à terapia prolongada com IBP.

Vitamina B12

O uso contínuo dos IBP tem sido correlacionado com déficit nos níveis de vitamina B12 no sangue, secundário também às alterações na sua absorção intestinal. Embora não seja mandatório, recomenda-se que seja realizado o controle bioquímico periódico dos níveis de vitamina B12 naqueles pacientes que realizam terapia prolongada com os IBP. Essa medida é recomendada, sobretudo em alguns pacientes de risco, como por exemplo, nos idosos. Mas é importante registrar que há estudos que não atestam esse efeito adverso do uso crônico dos IBP.

DOENÇAS RENAIS: NEFRITE INTERSTICIAL AGUDA E DOENÇA RENAL CRÔNICA

Há na literatura médica alguns trabalhos que fazem essa relação entre o uso crônico dos IBP e as doenças renais agudas e crônicas. O mecanismo de lesão proposto seria o de uma provável reação alérgica do organismo frente ao IBP empregado, com consequente lesão renal, no entanto sem manifestações sistêmicas. Os pacientes idosos seriam os mais susceptíveis ao que se convencionou denominar de reação idiossincrásica do organismo ao IBP. Episódios repetitivos ao longo do tempo poderiam levar, então, a uma doença renal crônica. No entanto, não são estudos conclusivos e apresentam algumas importantes limitações metodológicas, de maneira que não há como se afirmar, com certeza, essa relação de causa e efeito entre os IBP e as doenças renais.

CÉREBRO: DEMÊNCIA E DOENÇA DE ALZHEIMER

Esse tem sido um dos maiores temores dos pacientes nos consultórios de gastroenterologia, dentre aqueles que utilizam IBP a longo e também a curto prazos. Há na literatura a expressão de uma verdadeira "epidemia de ansiedade" em relação a esse possível efeito colateral relacionado com o uso dos IBP.

Dois mecanismos estariam envolvidos na explicação desse efeito adverso: a redução dos níveis orgânicos de vitamina B12, consequente ao uso do IBP, e o aumento dos depósitos no cérebro de uma substância associada à doença de Alzheimer, denominada beta-amiloide. Há, de fato, dois estudos que apontam para essa associação. No entanto, novas análises são necessárias para se confirmar essa relação de causa e efeito, considerando também que os estudos apresentam limitações metodológicas.

OMEPRAZOL E RISCO DE CÂNCER GÁSTRICO

Uma das perguntas que os pacientes mais fazem nos consultórios dos gastroenterologistas é sobre o risco do desenvolvimento de câncer gástrico, quando utilizam os IBP por longos períodos. Entretanto, deve-se considerar, na gênese do câncer gástrico, a exemplo do câncer em geral, o aspecto multifatorial da doença, e não somente uma única causa. Portanto, o câncer gástrico não é ocasionado por um único fator, e sim por vários, que atuam em conjunto para sua ocorrência, e isso deverá sempre ser transmitido ao paciente, de forma bastante segura. Como exemplo desta multicausalidade, assinalam-se fatores como a genética do paciente, os fatores ambientais, os hábitos alimentares e a presença da infecção gástrica pelo *Helicobacter pylori,* apenas para citar os mais importantes.

De forma que, embora seja um assunto relevante e bastante controverso, até o presente momento não há evidências científicas que correlacionem, de forma inequívoca, o uso prolongado de omeprazol e seus correlatos com risco maior da neoplasia gástrica (câncer).

Por outro lado, mesmo que ainda não se tenha uma comprovação científica do surgimento de neoplasia gástrica em usuários crônicos dos IBP, deve-se dar atenção especial aos pacientes portadores do *Helicobacter pylori.* À luz dos conhecimentos científicos atuais, e conforme recomendações dos consensos de entidades científicas do Brasil e da Europa, caso o paciente receba a indicação para o uso prolongado do omeprazol ou seus correlatos, deverá ser submetido a um esquema terapêutico visando à erradicação da bactéria, antes de iniciar o tratamento contínuo com os IBP. Essas medidas se impõem, sobretudo, se houver atrofia gástrica diagnosticada endoscopicamente, e após o estudo anatomopatológico das biópsias gástricas colhidas durante o exame endoscópico.

OUTROS EFEITOS ADVERSOS

O uso prolongado de IBP tem sido associado, também, ao infarto do miocárdio. A explicação seria por conta da competição enzimática existente no fígado entre os IBP, sobretudo o omeprazol e o esomeprazol, e uma medicação bastante utilizada pelos cardiologistas: o clopidogrel. Esse fármaco poderia ter seus efeitos terapêuticos reduzidos, por conta do uso simultâneo do IBP, uma vez que, conforme mencionado, essas duas medicações compartilhariam a mesma via de metabolização hepática, havendo então uma diminuição do efeito protetor do clopidogrel sobre o organismo, com um aumento na formação de coágulos naqueles pacientes de risco para obstrução coronariana.

Recentemente, descreveu-se também, embora de forma rara, a relação entre o uso de IBP e o surgimento do lúpus, na sua forma cutânea ou sistêmica, podendo ocorrer também uma exacerbação de formas preexistentes. As manifestações poderiam surgir após dias, semanas ou até anos do uso contínuo dos IBP, regredindo, no entanto, após algumas semanas da suspensão do medicamento.

Fato também observado no dia a dia da endoscopia digestiva é o surgimento de pólipos no estômago secundário ao uso de IBP a longo prazo pelos pacientes. São os denominados pólipos de glândulas fúndicas. São pólipos que, no entanto, não ensejam preocupações, uma vez que são considerados benignos e de fácil remoção endoscópica. Não há motivo, portanto, para suspensão do uso do IBP.

Em conclusão, pode-se afirmar que os IBP são medicamentos reconhecidamente seguros e importantes na abordagem terapêutica do paciente portador da DRGE. Todavia, devem ser utilizados com alguns cuidados, e, a exemplo de outras medicações, administrados criteriosamente, sempre sob supervisão e indicação médicas.

Dentro desse propósito, a *American Gastroenterologial Association* (AGA) publicou recentemente algumas recomendações relativas às melhores práticas do uso dos IBP pelos pacientes. A seguir, enumeramos essas medidas.

A) Pacientes portadores da DRGE complicada deverão utilizar os IBP com dois objetivos: cicatrizar as lesões existentes, em curto prazo, e controlar os sintomas a longo prazo.

B) Pacientes portadores da DRGE não complicada, que respondem ao emprego do IBP a curto prazo, deverão tentar, ao longo do tempo, suspender ou reduzir a dosagem empregada com esse fim. Aqueles que não conseguirem deverão ser submetidos à investigação diagnóstica complementar (realização de pHmetria, ou impedanciopHmetria) para afastar a possibilidade de quadro funcional, antes de considerarem o emprego a longo prazo dos IBP.

C) Pacientes portadores de esôfago de Barrett e DRGE, sintomática ou não, deverão utilizar o IBP a longo prazo.

D) Pacientes em uso de anti-inflamatórios e que apresentem risco para o desenvolvimento de úlceras com potencial hemorrágico deverão utilizar um IBP concomitantemente, a longo prazo.

E) A dose mínima eficaz deverá ser sempre considerada e reavaliada para cada paciente que utiliza o IBP de forma contínua.

F) Não há evidências inequívocas de que os usuários crônicos de IBP se beneficiam com o uso concomitante de probióticos.

G) Pacientes que utilizam IBP a longo prazo não deverão aumentar a ingesta diária de cálcio, vitamina D ou magnésio, além da necessidade diária recomendada.

H) Não há, à luz dos conhecimentos científicos atuais, nos pacientes que utilizam cronicamente os IBP, necessidade imperiosa de dosagem no sangue dos níveis de creatinina, magnésio e vitamina B12, ou de realização de densitometria óssea para avaliação de possível redução da densidade óssea secundária ao uso do IBP.

I) Estratificação de risco: não está recomendada a adequação da dose do IBP conforme o risco do surgimento de efeitos colaterais naqueles pacientes que receberam a indicação de uso dessa classe de medicamentos.

Para aqueles pacientes que não se enquadram nas categorias descritas acima, o uso de IBP a longo prazo deverá ser reconsiderado, uma vez que o risco do surgimento de efeitos colaterais poderá se sobrepor aos benefícios do uso da medicação.

Por fim, a referida associação recomenda aos pacientes que pesquisas continuam sendo realizadas nesse mérito, e que, embora alguns estudos científicos aparentem ser assustadores em relação aos efeitos adversos dessa classe de medicamentos, aqueles que receberam a indicação médica, terapêutica, do uso dos IBP, deverão permanecer utilizando-os, uma vez que os benefícios superam os eventuais riscos porventura existentes. Acrescenta ainda a AGA que o paciente não faça nenhuma alteração no seu esquema terapêutico, sem discutir previamente com o seu médico assistente, inquirindo-o sobre a razão da prescrição, a dosagem necessária e o período a ser utilizado, bem como opções terapêuticas alternativas e mudanças no estilo de vida que possam contribuir para resolução das lesões e a melhora da sintomatologia. Recomenda ainda que o paciente se mantenha sempre em contato com seu médico, buscando inteirar-se das novidades relativas à segurança clínica e aos efeitos colaterais do uso crônico dos IBP.

VOCÊ TEM A DOENÇA DO REFLUXO GASTROESOFÁGICO? FAÇA O TESTE!

Gláucio Nóbrega de Souza

CAPÍTULO 15

O teste que segue é recomendado pelo Colégio Americano de Gastroenterologia (*American College of Gastroenterology – ACG*). O objetivo é permitir que os próprios indivíduos possam inferir se são ou não possíveis portadores da doença do refluxo gastroesofágico. Atenção: é apenas um teste que poderá sugerir a possível ocorrência da doença, e não um diagnóstico clínico. Seu médico é o único que poderá dar o diagnóstico correto da DRGE.

Procure responder o mais próximo possível da sua realidade. Ao término, caso o teste seja positivo como indicativo da doença do refluxo gastroesofágico, renova-se a recomendação: procure seu gastroenterologista, o mais breve possível, para cuidar de você e do seu possível refluxo patológico, essa importante doença dentro da medicina.

DOENÇA DO REFLUXO GASTROESOFÁGICO

Autoteste (Escala de Richter)

1. Você costuma ter uma ou mais das seguintes queixas?
    A) Sensação de desconforto por trás do esterno, que parece estar subindo a partir do estômago?
    ( ) SIM   ( ) NÃO
    B) Sensação de queimação na garganta?
    ( ) SIM   ( ) NÃO
    C) Sensação de sabor ácido ou amargo na boca?
    ( ) SIM   ( ) NÃO
2. Você costuma ter esses problemas após as refeições?
    ( ) SIM   ( ) NÃO
3. Você sente azia ou uma sensação de indigestão semelhante à acidez, duas ou mais vezes por semana?
    ( ) SIM   ( ) NÃO
4. Se já utiliza algum antiácido, você acha que ele proporciona apenas um alívio temporário para os seus sintomas?
    ( ) SIM   ( ) NÃO   ( ) NÃO UTILIZA

5. Você está tomando medicamentos para o tratamento de azia, mas continua a ter os sintomas?
( ) SIM   ( ) NÃO   ( ) NÃO TOMA

   Se você respondeu SIM a duas ou mais das opções acima, é um forte candidato a ter a doença do refluxo gastroesofágico. Para ter certeza desse diagnóstico, consulte seu gastroenterologista o mais breve possível. Cuide-se!

BIBLIOGRAFIA RECOMENDADA

Ahn JS, Eom CS, Jeon CY, Park SM. Acid suppressive drugs and gastric cancer: a meta-analysis of observational studies. *World J Gastroenterol.* 2013 Apr 28;19(16):2560-8.

Akiyama T, Inamori M, Akimoto K *et al.* Gender differences in the age-stratified prevalence of erosive esophagitis and Barrett's epithelium in Japan. *Hepatogastroenterology.* 2009;56(89):144-8.

Akiyama T, Inamori M, Iida H *et al.* Alcohol consumption is associated with an increased risk of erosive esophagitis and Barrett's epithelium in Japanese men. *BMC Gastroenterol.* 2008;8:58.

Ali T, Roberts DN, Tierney WM. Long-term safety concerns with proton pump inhibitors. *Am J Med.* 2009;122(10):896-903.

American Gastroenterological Association. Institute Technical Review on the Management of Gastroesophageal Reflux Disease. *Gastroenterology.* 2008;135:1392-413.

American Gastroenterological Association, Spechler SJ, Sharma P *et al.* American Gastroenterological Association medical position statement on the management of Barrett's esophagus. *Gastroenterology.* 2011;140:1084.

Aslam M, Slaughter JC, Goutte M *et al.* Nonlinear relationship between body mass index and esophageal acid exposure in the extraesophageal manifestations of reflux. *Clin Gastroenterol Hepatol.* 2012;10:874.

Atkins D, Briss PA, Eccles M *et al.* Systems for grading the quality of evidence and the strength of recommendations II: pilot study of a new system. *BMC Health Serv Res.* 2005;5:25.

Augusto ALP, Cherulli AD, Gerude M *et al. Terapia Nutricional.* São Paulo: Editora Atheneu; 2002.

Barbuti R, Moraes-Filho JPP. Doença do refluxo gastroesofágico. *Rev Bras Med.* 2010;67:67-75.

Becher A, Dent J. Systematic review: ageing and gastro-oesophageal reflux disease symptoms, oesophageal function and reflux oesophagitis. *Aliment Pharmacol Ther.* 2011;33:442-54.

Bell NJ, Burget D, Howden CW *et al.* Appropriate acid suppression for the management of gastro-oesophageal reflux disease. *Digestion.* 1992;51(Suppl 1):59-67.

Boeckxstaens G, El-Serag HB, Smout AJ, Kahrilas PJ. Symptomatic reflux disease: the present, the past and the future. *Gut* 2014;63(7):1185-93.

Boeckxstaens Ge, Smout A. Systematic review: role of acid, weakly acidic and weakly alkaline reflux in gastro-oesophageal reflux disease. *Aliment Pharmacol Ther.* 2010;32:334-43.

Bruley des Varannes S, Cessari R, Usova L *et al.* Classification of adults suffering from typical gastroesophageal reflux disease symptoms: contribution of latent class analysis in a European observational study. *BMC Gastroenterol.* 2014;14:112.

Cameron AJ. Barrett's esophagus: prevalence and size of hiatal hernia. *Am J Gastroenterol.* 1999;94:2054-9.

Camilleri M, Dubois D, Coulie B *et al.* Prevalence and socioeconomic impact of upper gastrointestinal disorders in the United States: results of the US Upper Gastrointestinal Study. *Clin Gastroenterol Hepatol.* 2005;3:543.

Cappell MS, Colon VJ, Sidhom OA. A study of eight medical centers of the safety and clinical efficacy of Esophagogastroduodenoscopy in 83 pregnant females with follow-up of fetal outcome with comparison to control groups. *Am J Gastroenterol.* 1996;91:348-54.

Castro LP. Reflux esophagitis as the cause of heartburn in pregnancy. *Am J Obstet Gynecol.* 1967;98:1-10.

Chander B, Hanley-Williams N, Deng Y *et al.* 24 Versus 48-hour bravo pH monitoring. *J Clin Gastroenterol.* 2012;46:197-200.

Charbel S, Khandwala F, Vaezi MF. The role of esophageal pH monitoring in symptomatic patients on PPI therapy. *Am J Gastroenterol.* 2005;100:283.

Chen CL, Robert JJ, Orr WC. Sleep symptoms and gastroesophageal reflux. *J Clin Gastroenterol.* 2008;42:13-7.

Chen J, Yuan YC, Leontiadis GI, Howden CW. Recent safety concerns with proton pump inhibitors. *J Clin Gastroenterol.* 2012;46(2):93-114.

Chiba N. Proton pump inhibitors in acute healing and maintenance of erosive or worse esophagitis: a systematic overview. *Can J Gastroenterol.* 1997;11(Suppl B):66B.

Chiba N, De Gara CJ, Wilkinson JM *et al.* Speed of healing and symptom relief in grade II to IV gastroesophageal reflux disease: a meta-analysis. *Gastroenterology.* 1997;112:1798.

Chiu CT, Hsu CM, Wang CC *et al.* Randomised clinical trial: sodium alginate oral suspension is non-inferior to omeprazole in the treatment of patients with non-erosive gastroesophageal disease. *Aliment Pharmacol Ther.* 2013;38:1054.

Corley DA, Kubo A. Body mass index and gastroesophageal reflux disease: a systematic review and meta-analysis. *Am J Gastroenterol.* 2006;101:2619-28.

Cremonini F, Locke GR, Schleck CD *et al.* Relationship between upper gastrointestinal symptoms and changes in body weight in a population-based cohort. *Neurogastroenterol Motil.* 2006;18:987.

Cucchiara *et al.* Intragastric volume and osmolality affect mechanisms of gastroesophageal reflux (GOR) in children with GOR disease. *J Pediatr Gastroenterol Nutr.* 1995;20:468.

Cuppari L. *Nutrição clínica no adulto.* 2.ed. São Paulo: Manole; 2005.

Cury MS, Ferrari AP, Ciconelli R *et al.* Evaluation of the health-related quality of life in gastroesophageal reflux disease patients before and after treatment with pantoprazole. *Dis Esophagus.* 2006;19(4):289-93.

Dall'Alba V, Fornari F, Krahe C *et al.* Heartburn and regurgitation in pregnancy: the effect of fat ingestion. *Dig Dis Sci.* 2010;55(6):1610-4.

Dantas RO, Aprile LRO. Relação entre idade e motilidade do esôfago em pacientes com doença do refluxo gastroesofágico. *Arq Gastroenterol.* 2006;43:107-11.

Davies I, Burman-Roy S, Murphy MS. Gastro-oesophageal reflux disease in children: NICE guidance. *BMJ.* 2015;350:g7703.

Dent J, El-Serag HB, Wallander MA *et al.* Epidemiology of gastro-oesophageal reflux disease: a systematic review. *Gut.* 2005;54:710.

Dent J, Brun J, Fendrick A. An evidence-based appraisal of reflux disease management - the Genval Workshop Report. *Gut.* 1999;44(Suppl 2):S1-16.

Devault KR, Castell DO. Updated guidelines for the diagnosis and treatment of gastroesophageal reflux disease. *Am J Gastroenterol.* 2005;100:190-200.

Eisen G. The epidemiology of gastroesophageal reflux disease: what we know and what we need to know. *Am J Gastroenterol.* 2001;96(8 Suppl):S16-8.

El-Serag H. The association between obesity and GERD: a review of the epidemiological evidence. *Dig Dis Sci.* 2008;53:2307-12.

El-Serag HB. The epidemic of esophageal adenocarcinoma. *Gastroenterol Clin North Am.* 2002;31(2):421-40.

El-Serag HB, Satia JA, Rabeneck L. Dietary intake and the risk of gastro-oesophageal reflux disease: a cross sectional study in volunteers. *Gut.* 2005;54:11-7.

El-Serag HB, Sweet S, Winchester CC, Dent J. Update on the epidemiology of gastro-oesophageal reflux disease: a systematic review. *Gut.* 2014;63:871-80.

Eslick GD, Talley NJ. Gastroesophageal reflux disease (GERD): risk factors, and impact on quality of life-a population-based study. *J Clin Gastroenterol.* 2009;43:111-7.

EVANS, J.A.; EARLY, D.S. et al. ASGE Standards of Practice Committee. The role of endoscopy in Barrett's esophagus and other premalignant conditions of the esophagus. *Gastrointest Endosc.* 2012; 76:1087.

Farup C, Kleinman L, Sloan S *et al.* The impact of nocturnal symptoms associated with gastroesophageal reflux disease on health-related quality of life. *Arch Intern Med.* 2001;161(1):45-52.

Fass R, Quan SF, O'connor GE *et al.* Predictors of heartburn during sleep in a large prospective cohort study. *Chest.* 2005;127:1658-66.

Fass R, Sifrim D. Management of heartburn not responding to proton pump inhibitors. *Gut.* 2009;58:295-309.

Ferreira C, De Carvalho E, Sdepanian V *et al.* Gastroesophageal reflux disease: exaggerations, evidence and clinical practice. *Jornal de Pediatria.* 2014;90:105-18.

Festi D, Scaioli E, Baldi F *et al.* Body weight, lifestyle, dietary habits and gastroesophageal reflux disease. *World J Gastroenterol.* 2009;15:1690-701.

Forbes D, Lima A, Ravikumara M. Gastroesophageal reflux in the 21st century. *Curr Opin Pediatr.* 2013;25:597-603.

Fraga PL, Martins FSC. Doença do Refluxo Gastroesofágico: uma revisão de literatura. *Cadernos UniFOA.* Volta Redonda, Ano 7, n. 18, abril 2012. (Acesso em: 2017 mar. 20). Disponível em: http://www.unifoa.edu.br/cadernos/edicao/18/93.pdf.

Freedberg DE, Kim L, Yang YX. The risks and benefits of long-term use of proton pump inhibitors: expert review and best practice advice from the American Gastroenterological Association. *Gastroenterology.* 2017;152:706-15.

Freeman HJ. Proton pump inhibitors and an emerging epidemic of gastric fundic gland polyposis. *World J Gastroenterol.* 2008;14:1318-20.

Fuchs KH, Babic B, Breithaupt W *et al.* EAES recommendations for the management of gastroesophageal reflux disease. *Surg Endosc.* 2014;28:1753-73.

Fujiwara Y, Arakawa T, Fass, R. Gastroesophageal reflux disease and sleep. *Gastroenterol Clin North Am.* 2013;42(1):57-70.

Fujiwara Y, Machida A, Watanabe Y *et al.* Association between dinner-to-bed time and gastro-esophageal reflux disease. *Am J Gastroenterol.* 2005;100:2633-6.

Galmiche JP, Hatlebakk J, Attwood S *et al.* Laparoscopic antireflux surgery vs esomeprazole treatment for chronic GERD: the LOTUS randomized clinical trial. *JAMA.* 2011;18;305(19):1969-77.

Galmiche P, Scarpignato C. Esophageal pH monitoring. In: Scarpignato C, Galmiche JP (Eds.). Functional evaluation in esophageal disease. *Front Gastrointest Res.* 1994;22:71.

Garrean CP, Zhang Q, Gonsalves N, Hirano I. Acid reflux detection and symptom-reflux association using 4-day wireless pH recording combining 48-hour periods off and on PPI therapy. *Am J Gastroenterol.* 2008;103:1631.

Gatopoulou A, Mimidis K, Giatromanolaki A *et al.* Impact of hiatal hernia on histological pattern of non-erosive reflux disease. *BMC Gastroenterol.* 2005;5:2.

Gerson LB. Proton pump inhibitors and safety during pregnancy. *Gastroenterology.* 2011;141:389-91.

Gieruszczak-Bialek D, Konarska Z, Skórka A *et al.* No effect of proton pump inhibitors on crying and irritability in infants: systematic review of randomized controlled trials. *J Pediatr.* 2015 Mar;166(3):767-70.

Gill SK, O'brien L, Einarson TR *et al.* The Safety of Proton Pump Inhibitors (PPIs) in Pregnancy: a Meta-analysis. *Am J Gastroenterol.* 2009;104:1541-5.

Goh KL. Changing epidemiology of gastroesophageal reflux disease in the Asian-Pacific region: an overview. *J Gastroenterol Hepatol.* 2004;19(Suppl 3):S22-5.

Gunasekaran TS, Dahlberg M, Ramesh P, Namachivayam G. Prevalence and associated features of gastroesophageal reflux symptoms in a Caucasian-predominant adolescent school population. *Dig Dis Sci.* 2008;53:2373-9.

Habr F, Raker C, Lin CL *et al.* Predictors of gastroesophageal reflux symptoms in pregnant women screened for sleep disordered breathing: a secondary analysis. *Clin Res Hepatol Gastroenterol.* 2013;37:93-9.

Halpern R, Coelho R. Excessive crying in infants. Issue 3, Supplement 1. *Jornal de Pediatria.* 2016;92;S40-S5.

Hegar B, Dewanti NR, Kadim M *et al.* Natural evolution of regurgitation in healthy infants. *Acta Paediatr.* 2009;98(7):1189-93.

Heider TR, Behrns KE, Koruda MJ *et al.* Fundoplication improves disordered esophageal motility. *J Am Coll Surg.* 1997;185:380-7.

Heinonen OP, Slone D, Shapiro S. *Birth Defects and Drugs in Pregnancy.* Boston: John Wright; 1982.

Hemmink GJ, Bredenoord AJ, Weusten BL *et al.* Esophageal pH-impedance monitoring in patients with therapy-resistant reflux symptoms: 'on' or 'off' proton pump inhibitor? *Am J Gastroenterol.* 2008;103:2446-53.

Henke CJ, Levin TR, Henning JM *et al.* Work loss costs due to peptic ulcer disease and gastroesophageal reflux disease in a health maintenance organization. *Am J Gastroenterol.* 2000;95:788-92.

Herrero AL, Curvers WL, Van Vilsteren FG *et al.* Validation of the Prague C&M classification of Barrett's esophagus in clinical practice. *Endoscopy.* 2013;45(11):876-82.

Hinder RA, Filipi CJ, Wetscher G et al. Laparoscopic Nissen fundoplication is an effective treatment for gastroesophageal reflux disease. *Ann Surg.* 1994;220(4):472-81; discussion 481-3.

Hirano I. Modern technology in the diagnosis of gastroesophageal reflux disease - Bilitec, intraluminal impedance and Bravo capsule pH monitoring. *Aliment Pharmacol Ther.* 2006;23(Suppl 1):12-24.

Hirano I, Richter JE. Practice parameters committee of the American College of Gastroenterology. ACG practice guidelines: esophageal reflux testing. *Am J Gastroenterol.* 2007;102:668-85.

Howden CW, Kahrilas PJ. Editorial: just how "difficult" is it to withdraw PPI treatment? *Am J Gastroenterol.* 2010;105:1538-40.

Hunt R. Acid suppression for reflux disease: "off-the-peg" or a tailored approach? *Clin Gastroenterol Hepatol.* 2012;10:210.

Hunt R, Quigley E, Abbas Z et al. Coping with common gastrointestinal symptoms in the community: a global perspective on heartburn, constipation, bloating, and abdominal pain/discomfort, May 2013. *J Clin Gastroenterol.* 2014;48:567-78.

Hunt RH. Importance of pH control in the management of GERD. *Arch Intern Med.* 1999;159:649-57.

Inadomi JM, Jamal R, Murata GH et al. Step-down management of gastroesophageal reflux disease. *Gastroenterology.* 2001;121:1095.

Inadomi JM, Mcintyre L, Bernard L et al. Step-down from multiple – to single-dose proton pump inhibitors (PPIs): a prospective study of patients with heartburn or acid regurgitation completely relieved with PPIs. *Am J Gastroenterol.* 2003;98:1940.

Ip S, Bonis P, Tatsioni A et al. Comparative Effectiveness of Management Strategies for Gastroesophageal Reflux Disease. (Internet). Rockville (MD): Agency for Healthcare Research and Quality (US); 2005 Dec.

Ip S, Tatsioni A, Conant A et al. Predictors of clinical outcomes following fundoplication for gastroesophageal reflux disease remain insufficiently defined: a systematic review. *Am J Gastroenterol.* 2009;104(3):752.

Ito T, Jensen RT. Association of long-term proton pump inhibitor therapy with bone fractures and effects on absorption of calcium, vitamin B12, iron, and magnesium. *Curr Gastroenterol Rep.* 2010;12(6):448-57.

Jacobson BC, Somers SC, Fuchs CS et al. Body-mass index and symptoms of gastroesophageal reflux in women. *N Engl J Med.* 2006;354:2340.

Jenkins AF, Cowan RJ, Richter JE. Gastroesophageal scintigraphy: is it a sensitive screening test for gastroesophageal reflux disease? *J Clin Gastroenterol.* 1985;7(2):127-31.

Johnsson F, Joelsson B, Gudmundsson K et al. Symptoms and endoscopic findings in the diagnosis of gastroesophageal reflux disease. *Scand. J Gastroenterol.* 1987;22:714-8.

Johnston BT, Troshinsky MB, Castell JA et al. Comparison of barium radiology with esophageal pH monitoring in the diagnosis of gastroesophageal reflux disease. *Am J Gastroenterol.* 1996;91:1181-5.

Jones MP, Sloan SS, Rabine JC et al. Hiatal hernia size is the dominant determinant of esophagitis presence and severity in gastroesophageal reflux disease. *Am J Gastroenterol.* 2001;96:1711 7.

Kadakia SC, Kikendall JW, Maydonovitch C et al. Effect of cigarette smoking on gastroesophageal reflux measured by 24- h ambulatory esophageal pH monitoring. *Am J Gastroenterol.* 1995;90:1785-90.

Kahrilas PJ. Gastroesophageal reflux disease. *N Engl J Med.* 2008;359:1700-7.

Kahrilas PJ, Fennerty MB, Joelsson B. High-versus standard-dose ranitidine for control of heartburn in poorly responsive acid reflux disease: a prospective, controlled trial. *Am J Gastroenterol.* 1999;94:92.

Kahrilas PJ, Howden CW, Hughes N. Response of regurgitation to proton pump inhibitor therapy in clinical trials of gastroesophageal reflux disease. *Am J Gastroenterol.* 2011;106:1419.

Kahrilas PJ, Hughes N, Howden CW. Response of unexplained chest pain to proton pump inhibitor treatment in patients with and without objective evidence of gastro-oesophageal reflux disease. *Gut.* 2011;60:1473.

Kahrilas PJ, Quigley EM. Clinical esophageal pH recording: a technical review for practice guideline development. *Gastroenterology.* 1996;110:1982.

Kahrilas PJ, Shaheen NJ, Vaezi MF et al. American Gastroenterological Association Medical Position Statement on the management of gastroesophageal reflux disease. *Gastroenterology.* 2008;135:1383-91.

Kahrilas PJ, Sifrim D. High-resolution manometry and impedance-pH/manometry: valuable tools in clinical and investigational esophagology. *Gastroenterology.* 2008;135(3):756-69.

Kaltenbach T, Crockett S, Gerson LB. Are lifestyle measures effective in patients with gastroesophageal reflux disease? An evidence-based approach. *Arch Intern Med.* 2006;166:965.

Katz P, Castell DO. Gastroesophageal reflux during pregnancy. *Gastroenterol Clinics of North America.* 1998;27:153-67.

Katz PO, Gerson LB, Vela MF. Guidelines for the diagnosis and management of gastroesophageal reflux disease. *Am J Gastroenterol.* 2013;108:308-28.

Keller J, Frederking D, Layer P. The spectrum and treatment of gastrointestinal disorders during pregnancy. *Nat Clin Pract Gastroenterol Hepatol.* 2008;5:430-43.

Kim N, Lee SW, Cho SI et al. The prevalence of and risk factors for erosive oesophagitis and non-erosive reflux disease: a nationwide multicentre prospective study in Korea. *Aliment Pharmacol Ther.* 2008;27:173-85.

Knuff TE, Benjamin SB, Worsham GF et al. Histologic evaluation of chronic gastroesophageal reflux. An evaluation of biopsy methods and diagnostic criteria. *Dig Dis Sci.* 1984;29:194-201.

Kotze L, Barbieri D (Eds.). *Afecções gastrointestinais da criança e do adolescente.* Rio de Janeiro: Revinter; 2003.

Kuipers EJ. Barrett esophagus and life expectancy: implications for screening? *Gastroenterol Hepatol.* 2011;7:689-91.

Kuipers EJ, Lundell L, Klinkenberg-Knol EC et al. Atrophic gastritis and Helicobacter pylori infection in patients with reflux esophagitis treated with omeprazole or fundoplication. *N Engl J Med.* 1996;334:1018-22.

Kwiatek MA, Mirza F, Kahrilas PJ et al. Hyperdynamic upper esophageal sphincter pressure: a manometric observation in patients reporting globus sensation. *Am J Gastroenterol.* 2009;104:289.

Kwok CS, Arthur AK, Anibueze CI et al. Risk of Clostridium difficile infection with acid suppressing drugs and antibiotics: meta-analysis. *Am J Gastroenterol.* 2012;107(7):1011-9.

Lagergren J, Bergström R, Nyrén O. Association between body mass and adenocarcinoma of the esophagus and gastric cardia. *Ann Intern Med.* 1999;130:883-90.
Lalkin A, Loebstein R, Addis A et al. The safety of omeprazole during pregnancy: a multicenter prospective controlled study. *Am J Obstet Gynecol.* 1998;179:727.
Larson JD, Patatanian E, Miner PB Jr. et al. Double-blind, placebo-controlled study of ranitidine for gastroesophageal reflux symptoms during pregnancy. *Obstet Gynecol.* 1997;90:83.
Lauren BG. Treatment of gastroesophageal reflux disease during pregnancy. *Gastroenterol Hepatol (N Y).* 2012;8(11):763-4.
Lau YT, Ahmed NN. Fracture risk and bone mineral density reduction associated with proton pump inhibitors. *Pharmacotherapy.* 2012;32(1): 67-79.
Leonard J, Marshall JK, Moayyedi P. Systematic review of the risk of enteric infection in patients taking acid suppression. *Am J Gastroenterol.* 2007;102:2047-56; quiz 2057.
Liker H, Hungin P, Wiklund I. Managing gastroesophageal reflux disease in primary care: the patient perspective. *J Am Board Fam Pract.* 2005;18:393-400.
Levine MS. Gastroesophageal reflux disease. In: Levine MS (Ed.). *Radiology of the esophagus.* Philadelphia: WB Saunders; 1989. p. 1147.
Lødrup A, Pottegård A, Hallas J et al. Use of proton pump inhibitors after antireflux surgery: a nationwide register-based follow-up study. *Gut.* 2014;63:1544-9.
Loots C, Kritas S, Van Wijk M et al. Body Positioning and Medical Therapy for Infantile Gastroesophageal Reflux Symptoms. *J Pediatr Gastroenterol Nutr.* 2014;59:237-43.
Lundell L, Vieth M, Gibson F et al. Systematic review: the effects of long-term proton pump inhibitor use on serum gastrin levels and gastric histology. *Aliment Pharmacol Ther.* 2015;42:649-63.
Lundell L, Ruth M, Sandberg N et al. Does massive obesity promote abnormal gastroesophageal reflux? *Dig Dis Sci.* 1995;40:1632-5.
Lundell LR, Dent J, Bennett JR et al. Endoscopic assessment of oesophagitis: clinical and functional correlates and further validation of the Los Angeles classification. *Gut.* 1999;45:172-80.
Madan A, Minocha A. Despite high satisfaction, majority of gastro-oesophageal reflux disease patients continue to use proton pump inhibitors after antireflux surgery. *Aliment Pharmacol Ther.* 2006;23:601-5.
Mahadevan U, Kane S. American gastroenterological association institute technical review on the use of gastrointestinal medications in pregnancy. *Gastroenterology.* 2006;131:283-311.
Majithia R Johnson DA. Are proton pump inhibitors safe during pregnancy and lactation? Evidence to date. *Drugs.* 2012;72(2):171-9.
Malagelada J, Bazzoli F, Boeckxstaens G et al. *World Gastroenterology Organization Global Guidelines.* Dysphagia [Internet]. Milwaukee, WI: World Gastroenterology Organization, 2014. (Acesso em: 2015 dez. 8). Disponível em: http://www.worldgastroenterology.org/guidelines/global-guidelines/dysphagia/dysphagia-english.
Malfertheiner P, Nocon M, Vieth M et al. Evolution of gastro-oesophageal reflux disease over 5 years under routine medical care - the ProGERD study. *Aliment Pharmacol Ther.* 2012;35:154-64.
Mandel KG, Daggy BP, Brodie DA et al. Review article: alginate-raft formulations in the treatment of heartburn and acid reflux. *Aliment Pharmacol Ther.* 2000,14.669-90.

Marrero JM, Goggin PM, De Caessecker JS et al. Determinants of pregnancy heartburn. *Br J Obstet Gynaecol.* 1992;99:731-4.

Mathus-Vliegen EM, Tygat GN. Gastrooesophageal reflux in obese subjects: influence of overweight, weight loss and chronic gastric balloon distension. *Scand J Gastroenterol.* 2002;37:1246-52.

Matok I, Levy A, Wiznitzer A et al. The safety of fetal exposure to proton-pump inhibitors during pregnancy. *Dig Dis Sci.* 2012;57:699-705.

McNicholas WT, Bonsignore MR. Sleep apnoea as an independent risk factor for cardiovascular disease: current evidence, basic mechanisms and research priorities. *Eur Respir J.* 2007;29(1):156-78.

Moayyedi P, Talley NJ. Gastro-oesophageal reflux disease. *Lancet.* 2006;367:2086-100.

Modlin IM, Hunt RH, Malfertheiner P et al. Diagnosis and management of non-erosive reflux disease – The Vevey NERD Consensus Group. *Digestion.* 2009;80:74-88.

Modlin IM, Moss SF. Symptom evaluation in gastroesophageal reflux disease. *J Clin Gastroenterol.* 2008;42:558-63.

Mody R, Bolge SC, Kannan H et al. Effects of gastroesophageal reflux disease on sleep and outcomes. *Clin Gastroenterol Hepatol.* 2009;7(9):953-9.

Monnier P, Savary M. Contribution of endoscopy to gastroesophageal reflux disease. *Scand J Gastroenterol.* 1984;19(Suppl 106):26.

Moraes-Filho J, Cecconello I, Gama-Rodrigues J et al. Brazilian consensus on gastroesophageal reflux disease: proposals for assessment, classification, and management. *Am J Gastroenterol.* 2002;97(2):241-8.

Moraes-Filho JP, Chinzon D, Eisig JN et al. Prevalence of heartburn and gastroesophageal reflux disease in the urban Brazilian population. *Arq Gastroenterol.* 2005;42:122-7.

Moraes-Filho JP, Navarro-Rodriguez T, Barbuti R et al. Guidelines for the diagnosis and management of gastroesophageal reflux disease: an evidence-based consensus. *Arq Gastroenterol.* 2010;47:99-115.

Moraes-Filho JP, Navarro-Rodriguez T, Eisig JN et al. Comorbidities are frequent in patients with gastroesophageal reflux disease in a tertiary health care hospital. *Clin São Paulo Braz.* 2009;64:785-90.

Mousa H, Maheen H. Gastroesophageal reflux disease. *Pediatr Clin N Am.* 2017;64:487-505.

Nandurkar S, Locke GR, Fett S et al. Relationship between body mass index, diet, exercise and gastro-oesophageal reflux symptoms in a community. *Aliment Pharmacol Ther.* 2004;20:497-505.

Navarro-Rodriguez T, Fass R. Functional heartburn, nonerosive reflux disease, and reflux esophagitis are all distinct conditions - a debate: pro. *Curr Treat Options Gastroenterol.* 2007;10:294-304.

Nazer D, Thomas R, Tolia V. Ethnicity and gender related differences in extended intraesophageal pH monitoring parameters in infants: a retrospective study. *BMC Pediatr.* 2005;5:24.

Nebel OT, Fornes MF, Castell DO. Symptomatic gastroesophageal reflux: incidence and precipitating factors. *Am J Dig Dis.* 1976;21:953.

Ness-Jensen E, Lindam A, Lagergren J et al. Tobacco smoking cessation and improved gastroesophageal reflux: a prospective population-based cohort study: the HUNT study. *Am J Gastroenterol.* 2014;109:171.

Ness-Jensen E, Hveem K, El-Serag H et al. Lifestyle Intervention in Gastroesophageal Reflux Disease. *Clin Gastroenterol Hepatol*. 2016;14(2):175-82.
Ness-Jensen E, Lindam A, Lagergren J et al. Weight loss and reduction in gastroesophageal reflux. A prospective population-based cohort study: the HUNT study. *Am J Gastroenterol*. 2013;108:376.
Ngamruengphong S, Leontiadis GI, Radhi S et al. Proton pump inhibitors and risk of fracture: a systematic review and meta-analysis of observational studies. *Am J Gastroenterol*. 2011;106(7):1209-18; quiz 1219.
Niebisch S, Fleming FJ, Galey KM et al. Perioperative risk of laparoscopic fundoplication: safer than previously reported-analysis of the American College of Surgeons National Surgical Quality Improvement Program 2005 to 2009. *SOJ Am Coll Surg*. 2012;215(1):61.
Nikolov A, Pevtichev S, Petrova D. Akush Ginekol (Sofiia). *Gastroesophageal reflux disease in pregnancy*. 2013;52(7):35-40.
Nilsson M, Johnsen R, Ye W et al. Lifestyle related risk factors in the aetiology of gastro-oesophageal reflux. *Gut*. 2004;53:1730-5.
Niv Y. Gradual cessation of proton pump inhibitor (PPI) treatment may prevent rebound acid secretion, measured by the alkaline tide method, in dyspepsia and reflux patients. *Med Hypotheses*. 2011;77:451-2.
Nocon M, Labenz J, Willich SN. Lifestyle factors and symptoms of gastrooesophageal reflux: a population-based study. *Aliment Pharmacol Ther*. 2006;23:169-74.
Orlando RC. Esophageal epithelial defenses against acid injury. *Am J Gastroenterol*. 1994;89.
Pace F, Bianchi Porro G. Gastroesophageal reflux disease: a typical spectrum disease (a new conceptual framework is not needed). *Am J Gastroenterol*. 2004;99:946.
Pandolfino JE, Kahrilas PJ. Prolonged pH monitoring: Bravo capsule. *Gastrointest Endosc Clin N Am*. 2005;15:307.
Pandolfino JE, Richter JE, Ours T et al. Ambulatory esophageal pH monitoring using a wireless system. *Am J Gastroenterol*. 2003;98:740.
Pandolfino JE, Schreiner MA, Lee TJ et al. Comparison of the Bravo wireless and Digitrapper catheter-based pH monitoring systems for measuring esophageal acid exposure. *Am J Gastroenterol*. 2005;100:1466.
Parati G, Lombardi C, Hedner J et al. Recommendations for the management of patients with obstructive sleep apnoea and hypertension. *Eur Respir J*. 2013;41(3):523-38.
Pasternak B, Hviid A. Use of proton pump inhibitors in early pregnancy and the risk of birth defects. *N Engl J Med*. 2010; 363:2114-123.
Pehl C, Wendl B, Pfeiffer A. White wine and beer induce gastro-oesophageal reflux in patients with reflux disease. *Aliment Pharmacol Ther* 2006;23:1581-6.
Penagini R, Mangano M, Bianchi PA. Effect of increasing the fat content but not the energy load of a meal on gastrooesophageal reflux and lower oesophageal sphincter motor function. *Gut*. 1998;42:330-3.
Peng S, Xiong LS, Xiao YL et al. Prompt upper endoscopy is an appropriate initial management in uninvestigated chinese patients with typical reflux symptoms. *Am J Gastroenterol*. 2010;105:1947-52.
Person E, Rife C, Freeman J et al. A novel sleep positioning device reduces gastroesophageal reflux: a randomized controlled trial. *J Clin Gastroenterol*. 2015;49:655-9.

Peters MJ, Mukhtar A, Yunus RM et al. Meta-analysis of randomized clinical trials comparing open and laparoscopic anti-reflux surgery. *Am J Gastroenterol.* 2009;104:1548-61.

Philip O, Katz LB, Gerson MFV. Guidelines for the Diagnosis and Management of Gastroesophageal Reflux Disease. *Am J Gastroenterol.* 2013;108:308-28.

Piesman M, Hwang I, Maydonovitch C et al. Nocturnal reflux episodes following the administration of a standardized meal. Does timing matter? *Am J Gastroenterol.* 2007;102:2128-34.

Puntis JW. Gastro-oesophageal reflux in young babies: who should be treated? *Arch Dis Child.* 2015;100:989-93.

Qureshi WA, Rajan E, Adler DG. ASGE Guideline: Guidelines for endoscopy in pregnant and lactating women. *Gastrointest Endosc.* 2005;61(3):357-62.

Ranchet G, Gangemi O, Petrone M. Sucralfate in the treatment of gravidic pyrosis. *Giornia Italiano de Ostericia Ginecologia.* 1990;12:1.

Reimer C. Safety of long-term PPI therapy. *Best Pract Res Clin Gastroenterol.* 2013;27(3):443-54.

Revicki DA, Wood M, Maton PN, Sorensen S. The impact of gastroesophageal reflux disease on health-related quality of life. *Am J Med.* 1998;104:252-8.

Rey E, Rodriguez-Artalejo F, Herraiz MA et al. Atypical symptoms of gastro-esophageal reflux during pregnancy. *Rev Esp Enferm Dig.* 2011;103:129-32.

Rey E, Rodriguez-Artalejo F, Herraiz MA et al. Gastroesophageal reflux symptoms during and after pregnancy: a longitudinal study. *Am J Gastroenterol.* 2007;102:2395-400.

Richter JE. Review article: the management of heartburn in pregnancy. *Aliment Pharmacol Ther.* 2005;22:749-57.

Richter JE. The patient with refractory gastroesophageal reflux disease. *Dis Esophagus.* 2006;19:443-7.

Richter JE. Typical and atypical presentations of gastroesophageal reflux disease. The role of esophageal testing in diagnosis and management. *Gastroenterol Clin North Am.* 1996;25:75.

Rockville MD. *Agency for healthcare research and quality.* December 2005. (Accesso em: 2012 mar. 28). Disponível em: www.effectivehealthcare.ahrq.gov/reports/final.cfm.

Rohof WO, Bennink RJ, Smout AJ et al. An alginate-antacid formulation localizes to the acid pocket to reduce acid reflux in patients with gastroesophageal reflux disease. *Clin Gastroenterol Hepatol.* 2013;11:1585.

Ronkainen J, Talley NJ, Storskrubb T et al. Erosive esophagitis is a risk factor for Barrett's esophagus: a community-based endoscopic follow-up study. *Am J Gastroenterol.* 2011;106:1946-52.

Rosaida MS, Goh KL. Gastro-oesophageal reflux disease, reflux oesophagitis and nonerosive reflux disease in a multiracial Asian population: a prospective, endoscopy based study. *Eur J Gastroenterol Hepatol.* 2004;16:495-501.

Ruigómez A, García Rodríguez LA, Cattaruzzi C et al. Use of cimetidine, omeprazole, and ranitidine in pregnant women and pregnancy outcomes. *Am J Epidemiol.* 1999;150:476.

Rustgi VK, Cooper JN, Colcher H. Endoscopy in the pregnant patient. In: Rustgi VK, Cooper JN (Eds.). Gastrointestinal and Hepatic Complications of Pregnancy New York, Churchill Livingstone, 1986, p. 104-123.

Sabesin SM, Berlin RG, Humphries TJ et al. Famotidine relieves symptoms of gastroesophageal reflux disease and heals erosions and ulcerations. Results of a multicenter, placebo-controlled, dose-ranging study. USA Merck Gastroesophageal Reflux Disease Study Group. *Arch Intern Med*. 1991;151:2394.

Safra MJ, Oakley GP. Association between cleft lip with or without cleft palate and prenatal exposure to diazepam. *Lancet*. 1975;2:478-80.

Savarino E, Imam H, Bertani L et al. Voluntary and controlled weight loss can reduce symptoms and proton pump inhibitor use and dosage in patients with gastroesophageal reflux disease: a comparative study. *Dis Esophagus*. 2014 Dec 17; [Epub ahead of print].

Saxen I, Saxen L. Association between maternal intake of diazepam and oral clefts. *Lancet*. 1975;2:498.

Schindlbeck NE, Heinrich C, Dendorfer A et al. Influence of smoking and esophageal intubation on esophageal pH-metry. *Gastroenterology*. 1987;92:1994-7.

Sellar RJ, De Caessecker JS, Heading RC. Barium radiology: a sensitive test for gastro-oesophageal reflux. *Clin Radiol*. 1987;38:303.

Sgouros SN, Mpakos D, Rodias M et al. Prevalence and axial length of hiatus hernia in patients, with nonerosive reflux disease: a prospective study. *J Clin Gastroenterol*. 2007;41:814-8.

Sharma P, Dent J, Armstrong D et al. The development and validation of an endoscopic grading system for Barrett's esophagus: the Prague C & M criteria. *Gastroenterology*. 2006;131:1392-9.

Shaheen NJ, Madanick RD, Allatar M. Gastroesophageal reflux disease as an etiology of sleep disturbance in subjects with insomnia and minimal reflux symptoms: a pilot study of prevalence and response to therapy. *Dig Dis Sci*. 2008;53:1493-9.

Shaheen NJ, Weinberg DS, Denberg TD et al. Upper endoscopy for gastroesophageal reflux disease: best practice advice from the clinical guidelines committee of the American College of Physicians. *Ann Intern Med*. 2012;157:808.

Sheen E, Triadafilopoulos G. Adverse effects of long-term proton pump inhibitor therapy. *Dig Dis Sci*. 2011;56:931-50.

Sheikh I, Waghray A, Waghray N et al. Consumer use of over-the-counter proton pump inhibitors in patients with gastroesophageal reflux disease. *Am J Gastroenterol*. 2014;109:789-94.

Shergill AK, Ben-Menachem T et al. Guidelines for endoscopy in pregnant and lactating women. *Gastrointest Endosc*. 2012;76:18.

Sigterman KE, Van Pinxteren B, Bonis PA et al. Short-term treatment with proton pump inhibitors, H2-receptor antagonists and prokinetics for gastro-oesophageal reflux disease-like symptoms and endoscopy negative reflux disease. *Cochrane Database Syst Rev*. 2013;5:CD002095.

Simon B, Ravelli GP, Goffin H. Sucralfate gel versus placebo in patients with non-erosive gastro-oesophageal reflux disease. *Aliment Pharmacol Ther*. 1996;10:441.

Song H, Zhu J, Lu D. Long-term proton pump inhibitor (PPI) use and the development of gastric pre-malignant lesions. *Cochrane Database of Syst Rev*. 2014 Dec;(12):CD010623.

Sontag SJ. The medical management of reflux esophagitis. Role of antacids and acid inhibition. *Gastroenterol Clin North Am*. 1990;19:683.

Stanciu C, Bennett JR. Effects of posture on gastro-oesophageal reflux. *Digestion*. 1977;15:104-9.

Stanghellini V. Relationship between upper gastrointestinal symptoms and lifestyle, psychosocial factors and comorbidity in the general population: results from the Domestic/International Gastroenterology Surveillance Study (DIGEST). *Scand J Gastroenterol Suppl*. 1999;231:29-37.

Strugala V, Bassin J, Swales VS et al. Assessment of the Safety and Efficacy of a Raft-fortming Alginate Reflux Supressant (Liquid Gaviscon) for the Treatment of Heartburn during Pregnancy. *ISRN Obstetrics and Gynecology*. 2012;2012:481870.

Termanini B et al. Effect of long-term gastric acid suppressive therapy on serum vitamin B12 levels in patients with Zollinger-Ellison syndrome. *Am J Med*. 1998;104(5):422-30.

Thomas E, Wade A, Crawford G et al. Randomized clinical trial: relief of upper gastrointestinal symptoms by an acid pocket-targeting alginate-antacid (Gaviscon Double Action) - a double-blind, placebo-controlled, pilot study in gastro-oesophageal reflux disease. *Aliment Pharmacol Ther*. 2014;39:595.

Toporovsky M. Temas de Pediatria n° 90. *Refluxo gastroesofágico*. Nestlé Nutrition Institute. Disponível em https://www.nestlenutrition-institute.org/docs/default-source/brazil-document-library/publications/secured/bea8272bb5fdbd2dfa040a56 b68f4c77.pdf?sfvrsn=0.

Tsuzuki T, Okada H, Kawahara Y et al. Proton pump inhibitor step-down therapy for GERD: a multi-center study in Japan. *World J Gastroenterol*. 2011;17:1480.

Tytgat GN. Long-term therapy for reflux esophagitis. *N Engl J Med*. 1995;333:1148-50.

Vaezi MF, Yang YX, Howden CW. Complications of proton pump inhibitor therapy. *Gastroenterology*. 2017;153:35-48.

Vakil N, Van Zanten SV, Kahrilas P et al. The Montreal definition and classification of gastroesophageal reflux disease: a global evidence-based consensus. *Am J Gastroenterol*. 2006;101:1900.

Vakil NB, Traxler B, Levine D. Dysphagia in patients with erosive esophagitis: prevalence, severity, and response to proton pump inhibitor treatment. *Clin Gastroenterol Hepatol*. 2004;2:665-8.

Vandenplas Y, Hassall EE. Mechanisms of gastroesophageal reflux and gastroesophageal reflux disease. *J Pediatr Gastroenterol Nutr*. 2002;35;2.

Vandenplas Y, Rudolph CD, Di Lorenzo C et al. North American Society for Pediatric Gastroenterology, Hepatology and Nutrition; European Society for Pediatric Gastroenterology, Hepatology, and Nutrition. Pediatric gastro-oesophageal reflux clinical practice guidelines: joint recommendations of the North American Society for Paediatric Gastroenterology, Hepatology, and Nutrition (NASPGHAN) and the European Society for Pediatric Gastroenterology, Hepatology, and Nutrition (ESPGHAN). *J Pediatr Gastroenterol Nutr*. 2009;49:498-547.

Velanovich V, Hollingsworth J, Suresh P et al. Relationship of gastroesophageal reflux disease with adenocarcinoma of the distal esophagus and cardia. *Dig Surg*. 2002;19(5):349-53.

Vigneri S, Termini R, Leandro G et al. A comparison of five maintenance therapies for reflux esophagitis. *N Engl J Med*. 1995; 333:1106.

Wang C, Hunt RH. Medical management of gastroesophageal reflux disease. *Gastroenterol Clin North Am*. 2008;37:879-99, ix.

Wang JH, Luo JY, Dong L et al. Epidemiology of gastroesophageal reflux disease: a general population-based study in Xi'an of Northwest China. *World J Gastroenterol*. 2004;10:1647-51.

Wang WH, Huang JQ, Zheng GF et al. Head-to-head comparison of H2-receptor antagonists and proton pump inhibitors in the treatment of erosive esophagitis: a meta-analysis. *World J Gastroenterol.* 2005;11:4067.

Waring JP, Eastwood TF, Austin JM et al. The immediate effects of cessation of cigarette smoking on gastroesophageal reflux. *Am J Gastroenterol.* 1989;84:1076-8.

Watanabe A, Iwakiri R, Yamaguchi D et al. Risk factors for resistance to proton pump inhibitor maintenance therapy for reflux esophagitis in Japanese women over 60 years. *Digestion.* 2012;86:323-8.

Weijenborg PW, Cremonini F, Smout AJ, Bredenoord AJ. PPI therapy is equally effective in well-defined non-erosive reflux disease and in reflux esophagitis: a meta-analysis. *Neurogastroenterol Motil.* 2012 Aug;24(8):747-57, e350.

Wilson CM, Dundee JW, Moore J et al. A comparison of the early pharmacokinetics of midazolam in pregnant and nonpregnant women. *Anaesthesia.* 1987;42:1057-62.

Witter FR, King TM, Blake DA. The effects of chronic gastrointestinal medication on the fetus and neonate. *Obstet Gynecol.* 1981;58:79S.

Wolfe MM, Sachs G. Acid suppression: optimizing therapy for gastroduodenal ulcer healing, gastroesophageal reflux disease, and stress-related erosive syndrome. *Gastroenterology.* 2000;118:S9.

Xenos ES. The role of esophageal motility and hiatal hernia in esophageal exposure to acid. *Surg Endosc.* 2002;16:914-20.

Young T, Finn L, Peppard PE et al. Sleep disordered breathing and mortality: eighteen-year follow-up of the Wisconsin sleep cohort. *Sleep.* 2008;31:1071-8.

Zagari RM, Fuccio L, Wallander MA et al. Gastro-oesophageal reflux symptoms, oesophagitis and Barrett's oesophagus in the general population: the Loiano-Monghidoro study. *Gut.* 2008;57:1354.

ÍNDICE REMISSIVO

A
Abdômen, 7
Aftas de repetição, 13
Álcool, 9, 24, 60
Aleitamento materno, 56
Alergia à proteína do leite de vaca (APLV), 54
Alginatos, 25, 28, 73
Alimentos não recomendados, 35
Anel esofagiano inferior, 9
Anemia, 14
Ansiolíticos, 60
Antiácidos, 25, 28, 72
Apneia do sono, 9, 25
Arrotos, 12
Asma brônquica, 13
Autoteste (escala de Richter), 85
Azia, 11
  em gestantes, 66

B
Baclofen, 26, 29
Barbitúricos, 10
Bloqueadores
  dos canais de cálcio, 10
  dos receptores H2 da histamina (BH2), 25, 27, 73
Bromoprida, 26, 28
Bronquiectasias, 13

C
Cafeína, 24
Câncer
  do esôfago, 16, 17, 47
  doença do refluxo gastroesofágico e, 47
Carboidratos, 34
Cimetidina, 25
Cirurgia antirrefluxo, 37, 39, 50
Clareamento do esôfago, 5
Clearance esofagiano, 5
Consistência da dieta, 34
Criança
  doença do refluxo gastroesofágico na, 51

D
Deglutição, 9
Demência, 81
Desgaste do esmalte dentário, 13
Dexlansoprazol, 25, 26, 77
Diabetes mellitus, 10

ÍNDICE REMISSIVO

Diafragma, 7
Diarreias causadas pelo *Clostridium difficile*, 79
Diazepam, 10
Dificuldade na deglutição, 16
Disfagia, 42
Doença de Alzheimer, 81
Doença do refluxo gastroesofágico, 5
  definição, 6
  autoteste (escala de Richter), 85
  complicações da, 43
  e câncer, 47
  e gravidez, 65
  e sono, 59
  fatores de risco para a, 7
  investigação diagnóstica da, 15
  na criança, 51
  sinais e sintomas da, 11
  tratamento clínico da, 23
Doença(s) renal(is), 81
  crônica, 81
Domperidona, 26, 28
Dor
  ao deglutir, 14
  torácica de origem não cardíaca (DTNC), 12

E

Emagrecimento sem uma causa evidente, 14
Endoscopia digestiva alta, 17, 38
Entalo, 16
Eructações, 12
Esclerodermia, 10
Esfíncter, 9
Esôfago, 7
  de Barrett, 17, 48, 49

Esofagograma, 38
Esomeprazol, 25, 26, 77
Estenoses, 17
  esofágicas, 45
Estômago, 7
Estresse patológico, 25
Estudos polissonográficos, 61
Exame físico, 16
Exercícios
  abdominais, 9
  físicos, 25
Expiração, 7

F

Fadiga crônica, 25
Famotidina, 25
Faringite de repetição, 13
Ferro, 80
Fibras, 34
Fibrose do pulmão, 13
Fórmula antirregurgitação (AR), 55
Fracionamento, 34
Fundoplicatura parcial, 39

G

Gastroparesia diabética, 10
Globus faringeus, 12
Gravidez, 9
  doença do refluxo gastroesofágico e, 65

H

Halitose, 13
Hemorragia digestiva, 14, 44
  aguda, 44
  crônica, 44
Hérnia hiatal por deslizamento, 7, 8

ÍNDICE REMISSIVO

Hiato diafragmático, 8
Hidróxido
  de alumínio, 25
  de magnésio, 25
História clínica, 16

I
Impedâncio-pHmetria esofágica, 19
Índice de massa corpórea (IMC), 32
Infecções entéricas ou intestinais, 79
Inibidores da bomba de prótons (IBP), 25, 26, 74, 77
  e infecções, 78
  efeitos colaterais com o uso prolongado, 78
  metabolismo ósseo, 79
Inspiração, 7
Intolerância à lactose, 35

J
Junção esofagogástrica, 8

L
Lansoprazol, 25, 26, 77
Laringite, 13
Lipídios, 34

M
Magnésio, 80
Manifestações
  digestivas, 11
  extradigestivas, 12
Manometria esofágica, 19, 39
Mau hálito, 13
Metoclopramida, 26, 28
Morfina, 10

N
Nefrite intersticial aguda, 81
Neuropatia diabética, 10
Nicotina, 9
Nizatidina, 25

O
Obesidade, 8, 25
Odinofagia, 14, 16
Omeprazol, 25, 26
  e risco de câncer gástrico, 81
  efeitos colaterais do, 77
Otalgia, 13

P
Pantoprazol, 25, 26, 77
Pantoprazol-Mg, 25
Peristaltismo esofagiano, 10
pHmetria esofagiana, 18
  de 24 horas, 38
  sem fio, 19
Pigarro, 13
Pneumonia(s)
  aspirativa, 24
  de repetição, 13
Pólipos de pregas vocais, 14
Pressão intra-abdominal, 9
Procinéticos, 26, 28
Progesterona, 65
Protetor da mucosa, 72

R
Rabeprazol, 25, 26, 77
Ranitidina, 25
Recomendações dietéticas, 31
Refluxo gastroesofágico, 8
  fisiológico, 5
  patológico, 8

Regurgitação, 12, 67
    funcional, 51
    noturna, 24
    no bebê, 51
Rinite, 14
Rouquidão, 14

S

Salivação excessiva, 13
Sensação de entalo contínuo e progressivo, 14
Síndrome da apneia e hipopneia obstrutiva do sono (SAHOS), 61
Sinusite, 14
Sobrepeso, 25
Soluços, 12

Sono
    doença do refluxo gastroesofágico e, 59
Sucralfato, 28,72
Sufocação noturna, 24

T

Tabaco, 9, 24
Teofilina, 10
Tórax, 7
Tosse crônica, 13

U

Úlcera(s) esofágica(s), 17, 20, 43

V

Valor energético, 34
Vitamina B12, 80
Vômitos no bebê, 52